呼吸

是头等大事

李光熙　边灵杰　虞夏　编著

封面及内文图画创作及设计：虞夏

中国中医药出版社

·北京·

图书在版编目（CIP）数据

呼吸是头等大事 / 李光熙，边灵杰，虞夏编著 . —北京：中国中医药
出版社，2020.4

ISBN 978 – 7 – 5132 – 5941 – 5

Ⅰ . ①呼… Ⅱ . ①李… ②边… ③虞… Ⅲ . ①肺疾病—防治
Ⅳ . ① R563

中国版本图书馆 CIP 数据核字（2019）第 274042 号

中国中医药出版社出版

北京经济技术开发区科创十三街 31 号院二区 8 号楼
邮政编码 100176
传真 010-64405750
河北品睿印刷有限公司印刷
各地新华书店经销

开本 787×1092 1/24 印张 6.25 字数 128 千字
2020 年 4 月第 1 版 2020 年 4 月第 1 次印刷
书号 ISBN 978 – 7 – 5132 – 5941 – 5

定价 35.00 元
网址 www.cptcm.com

社 长 热 线 010-64405720
购 书 热 线 010-89535836
维 权 打 假 010-64405753

微信服务号 zgzyycbs
微商城网址 https://kdt.im/LIdUGr
官 方 微 博 http://e.weibo.com/cptcm
天猫旗舰店网址 https://zgzyycbs.tmall.com

如有印装质量问题请与本社出版部联系（010-64405510）

在ICU病房里最重要的医疗干预治疗可能只有两天

以后的治疗 就是那只握住你的温暖的手，

会给你一切支持。

医疗真的不只是治疗，

而更多的是心灵的支持。

希望这本小书也能成为一双温暖的手，

帮助每个人平安度过一生。

李元熙

十七年的穿梭: 从 SARS 到新冠肺炎

值此书编写之际, 正值新冠疫情暴发, 17 年前的记忆与眼前的现实不断交替, 一切都像重现, 一切又有所不同。经历当年那场疫情防控大战洗礼的我, 又经过多年的临床实践, 面对新的疫情感触颇深。

临危受命

2002 年 12 月, 我被派往协和医院睡眠呼吸暂停中心, 专注于睡眠医学领域的进修, 突然接到了医务处付处长的电话:"光熙, 非典疫情升级, 你明天就到岗! 你们科除了李主任, 全部与疑似患者密切接触, 正在接受隔离。由你接管全院发热病人筛查, 全面承担主检工作! "

31 岁的我, 昨天刚刚接到妹妹的电话, 她万般忧虑地问我"是不是东直门医院有大夫被传染了? 病重了? 东直门医院要封院了? "我还回答"不可能吧? 是不是谣言? "

刚挂断妹妹的电话, 广州同学的电话又响起, 告诉我他被气管插管了, 刚刚从生死线上爬回来。中日医院同学的电话也追来了, 他同样也被确诊为非典, 后来还第一时间回溯了感染过程……

完全没有准备的我就这样回到了本单位。那时的广安门医院还没有发热门诊，医院为我开辟了一小间屋子，里面有生活必需的家具，供我留院休整。从接到电话的第 2 天起，我就怀揣供全院联络的发热病人会诊电话，按照要求做好防护（当时没有防护服，我带护目镜、手套，穿一件小的隔离衣，尽量减少自己皮肤的暴露，绝对不能让自己的皮肤接触疑诊病人），穿梭在全院各个角落，在纷繁复杂的发热病人中，将非典病人找出来并送往定点医院。

每一个工作的间隙，我都无比庆幸医院自 1995 年开始对我进行的住院医师规范化培训，1999 年又派我到朝阳医院进行专科培训进修，进行了规范的呼吸重症治疗以及机械通气操作培训，那时我的带教老师正是抗击非典（后正式定名为 SARS）的主力——王辰院士和童朝辉院长。我庆幸在协和呼吸科进修期间没有在不知情的情况下接触非典病人。很多综合因素的作用才得以使年纪轻轻的我在如此危急情况下有机会承担重任。保院卫国的信念，在那一刻真的是我的精神动力。

连日奔波，我的体力也有所下降，当时的条件还没有完备的防护工具，我的内心也是惴惴不安。当时医院发了增强免疫的针剂胸腺肽，每天自己注射，我注射之后体温蹭蹭涨到了 37.5℃，心里非常紧张，也没敢跟医院报告，害怕还没有上战场自己先倒下，后来我找到了原因，把胸腺肽停了，体温果真就降下来了。另外，胃肠不适的感觉也使我困扰，中医出身的我立刻给自己开了几剂汤药调整，正当壮年的我很快恢复了巅峰状态，这才放下心来。

SARS 与非 SARS

全院发热病人越来越多。按照规律，不可能所有的患者都是非典患者。

每年冬春季节，都会有甲流、乙流、普通感冒等有发热症状的上呼吸道疾病。不可能 SARS 一来，就全变成了 SARS，这肯定是不符合疾病规律的。

但是一片恐慌、忙乱之下，我如何能稳住阵脚，最大限度地将疑似患者找出来隔离，将其他非 SARS 发热病人保护住呢？每诊断一个疑似病人，就意味着更多医生被隔离；每漏诊一个病人，就意味着大片的医生和其他人陷于危险。当年没有试剂盒，全凭临床的问诊与影像学资料。

我的每一句话都非常重要，我的判断，决定了病人的去留。我每天都不间断地思考这个问题，对于病人的分检工作极其谨慎。

当时我们本院的三名医生被判断为疑似病人，并在煤炭医院进行隔离。我接管医院的分诊工作后，重新对医生的隔离情况进行梳理。我将被隔离医生的影像资料从我院已关闭的临时发热门诊丢弃的片子里找出来，备齐了临床证据，在广安宾馆专家讨论时，将病历资料提交给专家组，最终我们的三名医生解除了隔离。事实证明，查找遗失的这些片子非常重要，如果没有影像学资料，可能很难通过专家组鉴定。

坚定信心，战胜 SARS

随着北京新发病例的逐渐减少，大家的紧张情绪逐渐缓解，主检工作也不那么忙了，病人越来越少，我们的内心此刻充满着喜悦。

北京疫情控制政策逐渐落地，小汤山医院建立了。2003 年 4 月，我被派往百望山胸科医院建立的临时隔离病房，和另外二十几名医生同道一同承担起 30 余名 SARS 患者的救治工作，尤其关注重症患者的治疗方案、呼吸机调试与观察，当时还没有 ECMO（体外膜肺氧合技术）。由于对 SARS 的认识有限，在没有特效药的情况下，大剂量激素冲击治疗很常见，对于可能导致的严重股骨头坏死等副作用，也顾不得了。但是中医出身的我，还是想发挥中医药的重要作用，虽然很多医生担心病人症状会反复，但是接管病人后，我们将 360mg、240mg 等比较高剂量的激素很快撤减到 40mg，并逐渐停用，与此同时，积极的中药治疗配合脏器功能支持治疗方法，所有的 SARS 病人逐渐康复，也很少遗留下激素引起的副作用。

　　我印象最深的是一名18岁的女孩A，她的肺炎非常重，在肺损伤非常重的那几天，不停喘憋、剧烈咳嗽，虽然给予无创通气治疗但血氧仍然下降，是最重的一个病人，我们轮班的医生就经常长久地握着她的手，支持她，鼓励她，给她希望，告诉她其他病房里的很多人，都慢慢好起来了，她一定也是其中的一员。后来在我们精心的治疗下，她慢慢好了起来，直到解除隔离后很多年，她都与我保持联系。当年她18岁，如今她有了自己的美好人生。我后来在美国学习的时候，我的老师Gajic专门在AJRCCM上写了一篇文章"THE HAND"，指出在ICU里最重要的医疗干预治疗可能就是两天，以后的治疗就是那只握住你的温暖的手，会给你一切支持。医疗真的不只是治疗，而更多的是心灵的支撑。他每次查房一定紧紧握着病人的手告诉病人你在这里很安全，一切向好，我想不见得只是很高超的医疗技术才能救人，充满人文关怀的精神支撑也会让病人很快好起来。

　　那个阶段，武警警戒，没有家人陪护的隔离病房里，隔离的早期不停有患者情绪失控，试图逃走，或感觉被遗弃而产生的负面情绪严重，不配合治疗，种种心理问题在疫情当前被激发出来。我们医院的汪院长，做了大量的心理支持治疗工作。没有微信，没有发达的互联网，我们为每个病人都配备手机，免电话费，随时与患者沟通，了解心理状态，舒解情绪。患者们逐渐平静下来，为后续的治疗奠定了基础。我记得有一家人，全家聚集性发病，得了重型SARS，在他们互相鼓励、积极配合治疗下，出乎意料地很快都康复了。

　　医生和病人，互相支持鼓励，一同面对病魔，关键的苦难时刻，我们拧成一股绳，最终战胜了SARS。每一位病人出院时候的感动和泪水，是医患之间互相理解的体现。随着病人全部出院后，我们接受了规定时间的隔离，撤退，回到本院开始正常的临床工作。

远赴美国深造学习

2007 年，SARS 的阴霾逐渐淡去，我扎根临床已 12 年。不满足于临床工作的我更想去看看外面的世界。

SARS 后我一直对肺损伤方面临床研究非常感兴趣，对机械通气治疗的局限性也非常无奈，我迫切需要进一步的学习，去解决呼吸窘迫综合征（ARDS）患者的呼吸困难问题。

于是，机缘巧合下我申请到了全美排名第一的梅奥医学中心呼吸与重症科进行肺损伤的研究工作。我发现，真正进入到严重的肺损伤阶段，机械通气能够发挥的作用也有限，合适的保护性通气策略与预防为主的思路非常重要。关键时刻，还是我们中医治未病的思路起到了高屋建瓴的指导作用。据此，我以 ARDS 的预防为主题在 AJRCCM（呼吸专科影响因子最高的一本杂志）上发表了一篇文章，介绍当时梅奥医学中心对于肺损伤的研究成果，获得了很好的引用率。在此期间，我更加深刻体会到激素使用的双刃剑效应，若是用得艺术，抓住了好时机，就会救人于无形，如果长期大量使用，不计疗程，就会带来严重的副作用。激素使用迄今仍缺少足够的临床证据，更多的还是基于医生的判断。

在美国工作期间，2009 年新型 H1N1 病毒来了，它发源于墨西哥很快传播到美国，感染了美国当地人，很多年轻人出现肺损伤，需要机械通气。由于美国大部分地区地广人稀，公共交通不太发达，防控与我们国家比相对容易。另外，由于医疗体系相对成熟，在每一个隔离病房，都非常清晰地标识了防护级别，应该配备的防护装备等级。我当时也承担了病房的针灸治疗研究工作，就根据这些标识做了相应的防护，很有秩序。

除夕夜的煎熬与出征

鼠年的大年三十，相信是整个医疗行业有史以来最煎熬的除夕。

几乎辗转反侧熬到天亮之后，我一早到了医院，听从医院部署，送我们第一批医疗队出发驰援武汉。

当年冲在前线的我，如今已过不惑之年，配合医院承担整个科室防疫工作的部署安排，并负责观察本院几名密切接触者的临床变化，根据情况随时签署转诊证明等。中午，亲眼目送我的战友我的兄弟踏上了去武汉的征程，当时也没说啥，就是一个承诺：如果你倒了我肯定过去救你。全院为他们备足了物资，唯愿此行顺利！

一个呼吸科医生的思考

SARS，新冠肺炎，成为深刻影响我们国家秩序的病毒性肺炎，在人类与传染病斗争的历史长河中，不是第一次，也不会是最后一次。病毒和任何一个生命体一样，一切是为了生存，为了更好的生存。所以，从演变规律来讲，病毒的变异更倾向于毒力降低，传播性增强。和 SARS 一样，本次肺炎同属冠状病毒，2019-nCoV，也就是本次肺炎的元凶，呈现了符合规律的新特点。

虽然现在数据尚未完备，据估计此次肺炎死亡率大概比 SARS 低，SARS 的死亡率是 10% 左右。而重症肺炎死亡率是 30% ～ 60%，急性心梗的死亡率大概在百分之十几的样子，重症急性胰腺炎死亡率 50% 左右。相比于这些临床较严重的情况，本次肺炎的死亡率真的是非常低的，死亡患者更多的合并了长期慢性基础疾病，也就是说，如果不是新冠肺炎，这段时间如果得了流感诱发的肺炎或严重的细菌性肺炎，这些老年病人一样会很难度过这个关卡。

历经 SARS，面对新冠肺炎，我从一名呼吸科医生的视角，坚定地相信，新疫情是可防可控的。恐慌不必有，重视必须有。我们国家人口密度大，赶上春运，防疫工作压力很大，但实际上，如临大敌大可不必，我们每一天都面临病原微生物的侵袭，比如历史悠久的流感、结核。最终我们人类与自然的气候环境、微生物和谐共生，也就是我们中医讲的天人相应。北京经历过 SARS 的疼痛，整个社会和医疗机构，都具备即刻反应速度和防护能力，本次疫情发生后紧凑地根据上级领导指示逐步完备了防疫措施。随着政府的政策出台，全民参与防控的秩序被迅速建立，我们一定会迎来疫情消退的那一天！

面对疫情我们该怎么做

关于防护，各种官方媒介进行了大力宣传，我也就不一一赘述了。

估计经此一"疫"，我们全民都学会了"内外夹弓大立腕"这种七步洗手法，其实非常建议这成为常规防护办法，尤其每年冬春流感肆虐的季节。

另外，建议家中可以准备一个血氧夹子充实到家庭医药箱里，如果轻度的发热，没有呼吸困难，血氧 97%、98% 甚至更高，那就完全不需要急着去医院，居家隔离非常重要，最大限度减少被交叉感染的风险。如果自己感觉喘憋，但是血氧仍有 96% 以上，仍建议在家中隔离，密切观察。如果合并了基础病，发热，喘憋，血氧降到了 93% 以下，那就要去医院了。中医药对于初期的上呼吸道感染非常有效。

出版这本书的初衷

新冠肺炎疫情再次向世人敲响警钟：呼吸是大事，再重视都不为过。这也再次证明出版此书的必要性！呼吸事关每个人的一生，呼吸相关疾病种类繁多，有许多都是常见病、多发病，但也许正因如此，很多人对一些看似不太严重的呼吸疾病不以为然，其实这就大错特错了！面对这次新冠肺炎疫情，目睹社会从不以为然，到疫情升级并明确人传人之后的恐慌，人们在事实面前才突然惊醒。而这本书就是要让更多的人了解呼吸与健康的关系，了解与呼吸有关的疾病，重视它，从而尽最大可能预防它，如果不幸患病，就尽最大可能进行科学的诊治。此刻，我们也紧锣密鼓，为新冠病毒专设一章，希望能为读者应对新型呼吸道传染性疾病尽绵薄之力。

写在前面

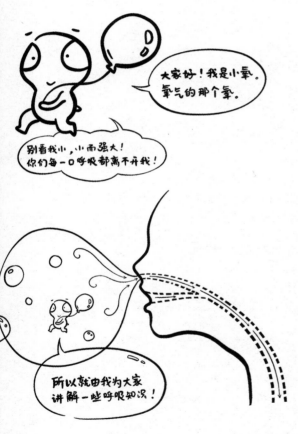

大家好！我是小氧。氧气的那个氧。

别看我小，小而强大！你们每一口呼吸都离不开我！

所以就由我为大家讲解一些呼吸知识！

这是一本讲"呼吸"的书。俗话说："人活一口气。"你可能觉得奇怪，谁还不会呼吸呢？有些人可能还真就不会呼吸！

呼吸不仅是生存必须的，而且正确的呼吸还能让人减少生病，延长寿命，甚至变得漂亮，这你都知道吗？是不是已经感到好奇了呢？下面我们还将请出我们的小帮手——小氧，帮助大家理解"呼吸"的更多含义。

大家好，我是小氧，氧气的氧。人的一呼一吸最主要的目的就是把我吸进去，送我到全身各处需要我的地方，再把人体生成的二氧化碳排出去。可以这么说："你们谁都离不了我！"

目 录

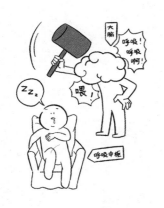

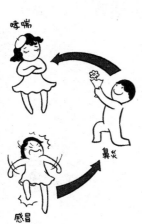

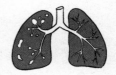

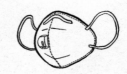

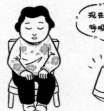
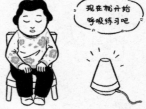

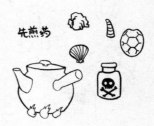

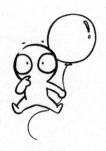

第九章　肺病治疗新思路

第十章　新型呼吸道传染性疾病就在我们身边

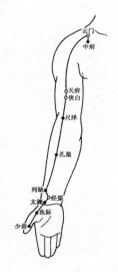

第一章

神目测之自我判寿夭

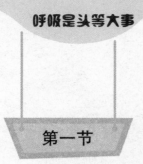

第一节

我会不会有睡眠呼吸暂停

开宗明义，呼吸是头等大事。为什么把睡眠呼吸暂停写在前面？

理由粗暴简单：姑且不论呼吸质量高与低，姿势正确与否，呼吸不停顿，是最基本的要求吧？

醒着的时候没见谁忘记喘气，可是睡着之后怎么知道呢？别急别急，小氧来帮您测一测，除了给自己测，别忘了给另一半、父母、孩子也测一测，尤其是绝经后的女性家人，别怪我夸张，说不定这是拯救您一家的开始呢！

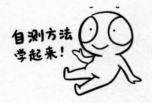

❶ 有没有鼾声如雷？呼噜声有没有时断时续，突然没动静？

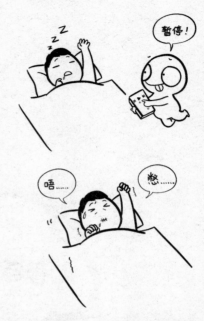

❷ 有没有白天困得慌，无精打采没力气？

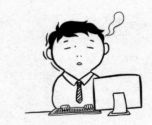

❸ 有没有难以集中注意力？

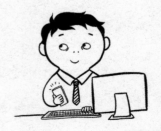

❹ 有没有夜里睡着睡着不知道咋回事就醒了？醒的时候可能还气促、心慌、出汗？

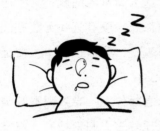

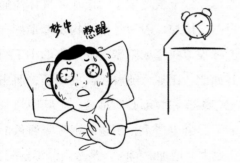

❺ 有没有睡一觉起来满身是汗或者总觉得自己比别人白天爱出汗？

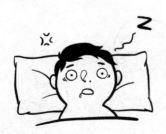

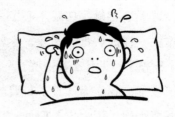

❻ 有没有小下巴、粗脖子、大肚子？

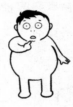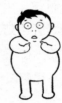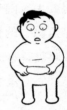

如果你有如上任何一项，那么接下来继续做测试。

 颈围自测

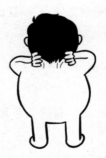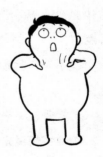

中指在颈后相接，双手贴于颈上，拇指在前，双手拇指若能轻松相触，说明问

题不大，若无法相触，您要小心了。如果像上图这位一样前后都够不着，你就得去医院做个检查了，做什么检查呢？

敲黑板了，我作为认真讲科普的严肃小氧，要郑重地告诉大家，假如，您或者您的家人，没有通过上面的测试，那么一定要去医院呼吸科做一个叫"睡眠呼吸暂停监测"的检查，弄清楚到底有没有得睡眠呼吸暂停综合征！

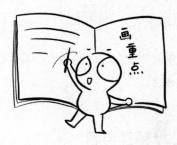

好多患者会睁大眼睛问："睡眠呼吸暂停是什么病""打呼噜怎么了？我睡得香啊。"

毫不夸张地说，睡眠呼吸暂停是万恶之源！

看看看，又来吓唬我！有这么夸张？

听我慢慢道来：

睡眠呼吸暂停就是各种原因，导致睡眠过程中呼吸不畅或暂时停止，并由此导致血氧下降，使机体发生一系列的变化，影响人们的健康。

人活着要喘气，就是为了从空气里获得氧气，没有了氧气，人的生命就无以为继。为什么？这么简单的问题，其实还挺复杂，总之就像煤炭没有氧气无法燃烧一样，人体没有氧气，脏器运转、生命延续的能量支持就没有了。

呼吸怎么会暂停呢？导致睡眠呼吸暂停的常见原因比较多，归根结底，就是各种原因导致上气道窄了，堵住了气体流通的道路。比如，因为骨性结构发育不好导致上呼吸道狭窄或阻塞，亚洲人的小下颌尤其如此。比如，随着年龄的增长，肌肉松弛，颈部和腹部脂肪堆叠，上呼吸道狭窄的情况会更严重，出现睡眠呼吸暂停的概率也大大增加。同时，某些内分泌疾病，比如甲状腺功能低下，会导致软组织水肿，也与睡眠呼吸暂停密切相关。

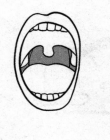
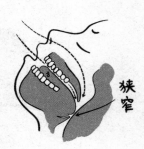

狭窄

入睡的时候，我们的嘴、舌头和喉咙顶端的肌肉会放松。只要喉咙不太窄，正常的呼吸就可以继续。空气通过喉咙内放松的组织，如果道路狭窄，气流就会颤动，产生的声音就是鼾声。也就是说巨大的鼾声可能意味着睡觉的时候气道非常狭窄。

那睡眠呼吸暂停是怎样影响健康的呢？打个比方，睡着的时候一旦不呼吸，大脑就发现：哎呀，要了命了，身体快没有氧气了，身体快快努力使劲儿呼吸啊！于是，沉睡的神经都被唤起，包括血压、心跳中枢都被调动起来，努力呼吸，人的深度睡眠就会中断，这就是睡眠被剥夺，相当于睡了假觉，于是白天就晕晕乎乎的。

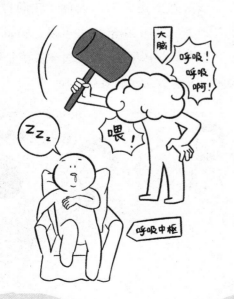

实事求是地讲，间断缺氧与睡眠剥夺，影响了我们健康的方方面面。

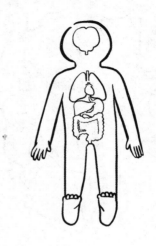

睡眠呼吸暂停造成的危害主要是由缺氧引起的。其中最严重的后果是引起心脏骤停而猝死或导致房颤患者心脏的附壁血栓脱落而导致脑中风。除此之外，睡眠呼吸暂停还与一系列的疾病相关，更可怕的是，这些疾病如此常见，比如高血压、心律失常（如刚刚讲到的房颤）、糖尿病、癌症等。这也提示大家，如果您或者家人朋友有上述基础疾病，不要忘记排查一下是否同时患有睡眠呼吸暂停。特别需要注意的是，容易犯困是睡眠呼吸暂停患者的主要表现，严重的病人，开车时也会睡着！很多交通事故就是这样造成的！

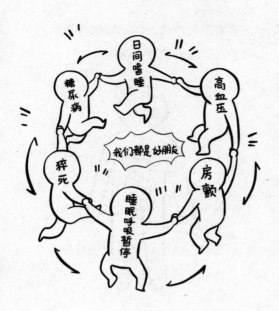

择偶新标准

看，是不是很严重？

确实是啊！那怎么办？快告诉我吧！

先别急，我还没有告诉您睡眠呼吸暂停，不仅跟健康关系重大，还可能影响人的姻缘呢！小氧已经迫不及待给大家讲故事了！

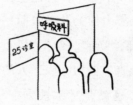

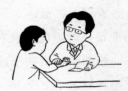

诊室外人山人海，人称"江湖神算子"的李大夫正在给患者号脉，待问诊七七八八，心中有数，李大夫准备写方子，唤实习医生小王："患者病历呢？"

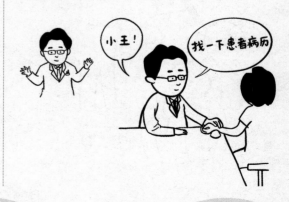

小王最近神不守舍……病历本迟迟拿不过来，转头一瞧，哎呦呵，都写在桌子上了！

时间飞逝，转眼间看诊过半，一位满头冷汗的患者坐定，直嚷心慌，李大夫急忙说："小王，先给这位患者倒杯热水，再去休息室拿两块糖来！"

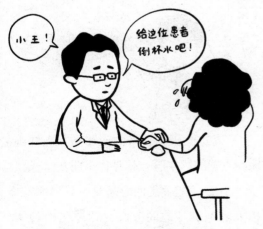

远处传来了门诊护士的大嗓门："小王大夫，你这是要烫着自己啊！"

可不是，小王睁着俩大眼，成功地把热水避开了杯子口，直接倒在了桌子上！

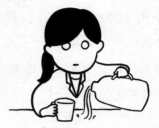

李大夫虽诊务繁忙，但也知道小王虽然时常呆萌，但绝对是认真负责的小大夫，今儿怕是遇上事儿了，才这么状态不在线，是得聊聊了，看看能不能帮这孩子一把。于是对小王说："一会儿门诊结束，跟老师聊聊吧！"

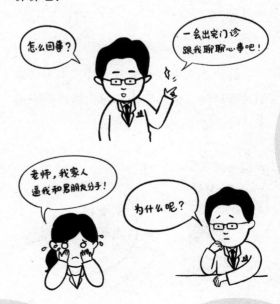

"家里人说我男朋友个子还行，但是身形瘦削，不像是有福之人，让我跟他分手呢！老师您听过这个顺口溜吗？大头、大头，下雨不愁，人家有伞，我有大头。说的就是我男朋友本人没错了！虽然头大，但他很瘦的！可我就是觉得他太瘦弱，怕是一生病都要撑不住脑袋了……"

"有照片吗？给我看看。"

"我手机里有，老师您瞧！"

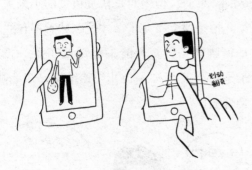

这边李大夫仔细看着照片，小王就迫不及待地问。偏偏旁边实习生挤眉弄眼地说"辣眼睛"，小王懒得理他。

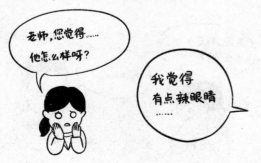

手机上，李大夫瞅着小王男朋友的照片，发现这小伙子是个瘦高挑儿，瘦是瘦了点，仔细一看面相，确实不错，心中有数，李大夫不禁腹诽：这恋爱中的女生真是智商堪忧啊。

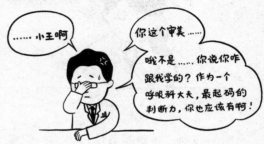

不过，看到小王将要垮掉的脸，李大夫清清嗓子：

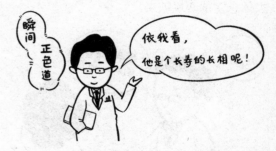

"真正健康和长寿的面相是天庭饱满，地阁方圆的国字脸，就是你男朋友这样。"

小王："老师您的意思是，我男朋友面相天庭饱满、地阁方圆，骨骼肌肉匀实，虽是瘦了点，但看面相是个长寿之人？"

李大夫颔首，摸着自己的大背头，笑

笑说："放心吧！"

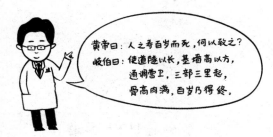

黄帝曰：人之寿百岁而死，何以致之？
岐伯曰：使道隧以长，基墙高以方，
通调营卫，三部三里起，
骨高肉满，百岁乃得终。

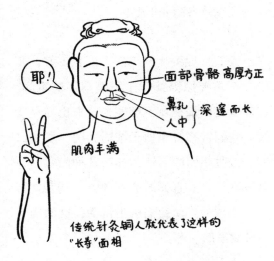

耶！

面部骨骼 高厚方正

鼻孔
人中　深邃而长

肌肉丰满

传统针灸铜人就代表了这样的
"长寿"面相

"可是，老师，现在那么多网红，不都是锥子脸吗？大家都喜欢网红脸，是不是和您讲的背道而驰啊？"

"长寿与否要看呼吸。追求锥子脸是大错特错啦！人这一生，就是一口气。这口气呼的畅快，吸的顺利，才是生命不息之保证。人在睡觉的时候，整个人包括气道的肌肉都是松弛的，这时候就靠着宽阔的下颌和颈部形成顺畅的气道，保证呼吸呢！尤其是到了晚年，肌肉量衰减，并且松弛无力，骨性结构就变得尤其重要。只要这口气顺畅无阻，就大大减少了冠心病、高血压、糖尿病甚至睡眠障碍的发生，你说，这可不就是长寿之人吗？"

"老师，那您说我们怎么才能判断一个人的骨性气道到底够不够宽阔呢？"

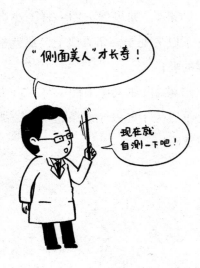

"侧面美人"才长寿！

现在就
自测一下吧！

方法当然是有的！让小氧教给大家吧！拿出一把小尺子（或者伸出您的手指头）像下图这样比划一下。

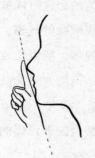

衡量标准：鼻子和下巴是否在同一条线上

我们来看看测量结果：

结果1：如果像上图一样，鼻尖、嘴唇、下巴尖处于一条直线上，那就是最最标准的啦！

结果2：如果像下图一样，鼻尖、嘴唇、下巴尖不能处于一条直线上，那您就有点危险！

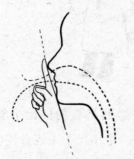

侧面美人呼吸更顺畅！！！

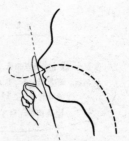

这种脸型不太标准

现在就自测一下吧！

人们常说尖嘴猴腮的人面相不好，其中一个重要原因就在于下颌角不够宽阔，这样气道的横径就不够宽，气道也容易狭窄。我们常称赞小伙子浓眉大眼、鼻直口方，古时相面的人认为拥有这种面容的人耿直豁达，心直赤诚能吃四方，其实是有一定道理的。而我们医生认为，这的确是一种健康的标志。

小王拿着小本本，奋笔疾书，眼睛里闪烁着开心的光芒："老师，您放心吧！我要把您讲的内容传达给我家里人，还有更多患者！谢谢老师！对了老师，下次您再讲讲要是长得不标准可怎么办啊？"

李大夫笑着说："先回去看看书，下回咱们再说！"

"哎！"小王开开心心地应了。

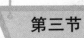

第三节

得了睡眠呼吸暂停怎么办

我是小氧，我又回来了！
是不是呼吸暂停，掐掐脖子。
算不算美人儿，量量鼻子。
这下简单了吧？

我知道您已经着急地想知道如果确信有睡眠呼吸暂停，该怎么办呢？

目前公认的最佳治疗方式就是全身运动配合无创呼吸机的使用，任何一项单独干预都无法达到最佳效果。其他比较有效的治疗方式还有口腔矫治器、正颌手术等。

另外，可能有效的治疗方式还包括悬雍垂腭咽成形术 (UPPP)、气道造瘘、低温射频消融咽成形术、鼻手术等。除此之外，中药的配合也可以在一定程度上缓解症状。

同时，侧卧位睡眠、适当抬高床头及戒烟、戒酒都是基础性治疗。但是，应当强调的是，生活方式的改善，如减肥、控制体重及科学的运动才是最基本的治疗方式，非单纯使用呼吸机能够完全替代。

其中运动值得好好说一下。运动是一种全身性的活动，通过长期、规律、科学的运动锻炼，可以增加肌肉的弹性与张力，也包括咽喉部的肌肉，保持合适的肌肉与脂肪比例，大大减少多余的脂肪堆积，对于防治睡眠呼吸暂停，是不可忽略与轻视的方法。

因为睡眠呼吸暂停对人体的威胁巨大，几乎可以加速所有常见慢性疾病的发展，为了改善长期预后与生活质量，强烈建议有相关症状的人群能够进行筛查，做到早发现、早干预、早获益，避免未来的不良事件发生。

睡眠呼吸暂停的方法太多了，咱们就介绍介绍几种：

轻度的睡眠呼吸暂停，可以先试试全

身运动 + 侧卧睡觉:

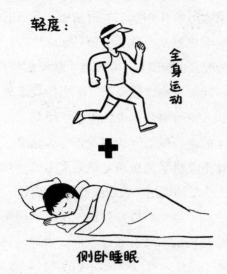

轻度:

全身运动

＋

侧卧睡眠

要是不能缓解,或中重度的睡眠呼吸暂停,就要全身运动 + 无创呼吸机:

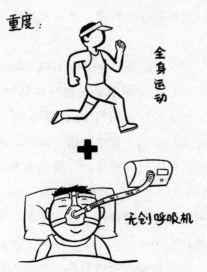

重度:

全身运动

＋

无创呼吸机

等等,无创呼吸机是什么? 讲来听听!

很简单,呼吸暂停是因为咽喉气道塌陷了,喘气的路给堵了! 要是放个支架撑起来,问题是解决了,可是人得多难受啊,哪能睡得着呢? 那怎么办? 用气压撑起来不就好了! 这个无创呼吸机,就是电源驱动一个涡轮机,把空气压缩产生一定压力,这个压力通过一根管子连接面罩或者鼻罩把人塌陷的气道给撑起来,就解决了这个问题!

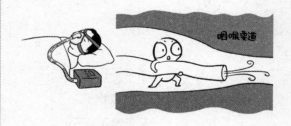

咽喉要道

原来是这样啊! 我明白了! 可是小氧,这办法说起来头头是道,但我就想问问你了,大家真的愿意生活中从此和这个方头方脑的家伙同床共枕吗?

你真机智,其实,说句实在话,很多人一开始听说要带这个机器,都非常抵触,问的问题那是五花八门,比如:

患者 1：极端不信任现代医疗，崇尚自然疗法者

"大夫，我有睡眠呼吸暂停，必须要接受治疗吗？"

答案是肯定的，必须要治疗。即使是轻度的睡眠呼吸暂停，如果有并发症（如高血压、糖尿病、房颤、日间嗜睡等）的出现，也是必须治疗的。治疗方式刚刚我们说过。只有生活方式的调整和呼吸机的配合使用，才能从根本上解决问题。假如是轻度的睡眠呼吸暂停，没有显著的血氧饱和度下降，建议积极减重，改变睡眠姿势，防止频繁的睡眠微觉醒带来的睡眠质量下降，以防止造成更进一步对健康的影响。

患者 2：铁杆中医粉丝

"大夫，我不想带呼吸机，吃药行吗？中药能解决问题吗？"

很多有睡眠呼吸暂停的患者，脾气暴躁，有痰，还爱上火，舌苔厚厚的、舌体短短胖胖的，常伴有齿痕，一讲话就有一股特殊的气味，同时又有大便不成形，脾胃虚弱的情况。这种类型的患者就是典型的上热下寒，用半夏泻心汤或者乌梅丸都

能很好地改善临床症状。可是目前没有任何一种药物专门针对睡眠呼吸暂停。中药对某些症状的改善是有帮助的，但是也不能从根本上解决上气道阻塞的问题。

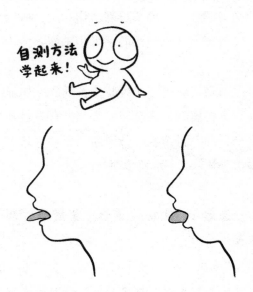

舌头胖不胖，可以自己测一测（伸出舌头看侧面，看看更符合哪一种）

患者 3：外科手术加根治崇拜者

"大夫，有人说重度的呼吸暂停需要手术治疗，是不是手术治疗了就完全好了？"

手术治疗主要的方式有悬雍垂腭咽成形术 (UPPP)、气道造瘘、低温射频消融咽成形术、鼻手术、正颌手术等。手术后疾

病复发率高，并发症及不良反应多。只有正颌手术能根本改善上气道结构，但出血量多，需要较高的技术水平，后期口腔矫正也是一项非常复杂的工程。因为上气道结构与肥胖、年龄增长都密切相关，所以暂时改善上气道结构的手术是不能一劳永逸的。

但是，对于一些鼻腔或者面颌结构显著异常的患者，还是需要头颈外科或者耳鼻喉科的专科医生评估风险与获益，认真做出决策，万不可草率而行。

患者4：敏感玻璃心，在意朋友和家人

"大夫，我不想带呼吸机，是不是一戴呼吸机就不能脱机了？别人会因为我带呼吸机对我产生看法吗？"

呼吸机作为睡眠呼吸暂停的经典治疗方式，已经被国内外医学界广泛认可，已经使无数的睡眠呼吸暂停患者获益并改善了远期生命质量。这种治疗方式，经过大量循证研究，已经被证实为最有效可靠的治疗方式，优于矫口器和手术。

实际上佩戴呼吸机作为一种治疗方式，与长期服药是一样的，都是针对疾病的一种干预措施而已。为了达到最好的控制、治疗疾病的效果，长期坚持佩戴呼吸机是必要且值得的。正如许多年前，人们不认可长期服用高血压药物控制血压，随着人们对疾病认识程度的深化，大家逐步接受了这种疗法。而呼吸机的长期坚持使用其实是同一个道理。

假如家人和朋友真的为您的健康着想，他们是不会对您带呼吸机有看法的，并且呼吸机还为他们消除了打鼾噪声的烦恼，我想，他们会感谢呼吸机的！

患者5：混淆概念

"大夫，我有制氧机，可以替代呼吸机吗？"

实际上，睡眠呼吸暂停患者由于上气道陷闭，导致空气无法进入肺部，进而引起氧气缺乏。问题的焦点在于上气道阻塞，而不是空气中的氧气不够。制氧机是提高吸入气体氧浓度的机器。如果气道陷闭，无论多高浓度的氧气都无法解决问题。呼吸机治疗的原理是持续给予正压通气，帮助气道打开，使空气能够进入肺部，从根本上解决问题。

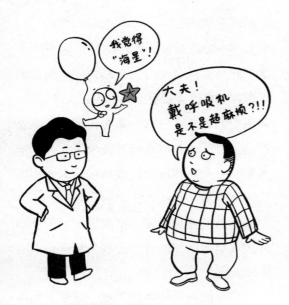

患者 6：思虑繁多

"大夫，一旦开始佩戴呼吸机，会不会生活就变得很麻烦？"

首先，采取任何一项治疗措施并长期坚持，必然比之前要麻烦，但是佩戴呼吸机的麻烦还是完全可以接受的。主要的改变有以下几点：①理论上讲，只要是睡眠时都需要佩戴呼吸机，尤其是服用安眠药物、饮酒等情况，尤其需要佩戴，因为这时候睡眠呼吸暂停的症状往往会加重；②现在的呼吸机为了增加佩戴的舒适度，都有了加温加湿功能，这也意味着我们需要在使用前加入纯净水或过滤的水，晨起将水倒掉，水盒也需要定期清洗，保持卫生；③面罩因为大部分是硅胶材料制作的，舒适度非常好，但是也存在老化的问题，需要定期更换，每年换一次是比较合适的，平时需要使用清洁的湿布擦拭保持卫生，万不可使用酒精，因为这会促使其老化，机器及管路、面罩可以采用配套的家用消毒剂定期消毒；④外出远行时也需要携带呼吸机，为了满足需要，也有便携的机型以供挑选。

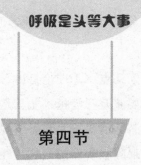

第四节

从玄学到科学的相面

历史的洪流滚滚向前，冬去春来，沧海桑田，从古至今很多事情都变了。但是人类有一个不变的愿望：探知未来。至于怎样知晓自己的命运，流派丰富，中外莫不如是。塔罗牌和星座占星就是西方算命的代表方式。至于我们的泱泱古国，算命的方式方法就更复杂了，比如相术就有面相、手相、骨相等流派，更不要说各种各样的占卜方式、测字方法了。

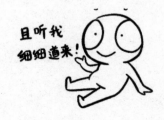

这里面影响力颇大的就有相面。为什么这么说呢？我打赌，你一定听家里的长辈们评论某某长得"一看就是当官的样子"或者"一看就是有福气的样子"，似乎上了些年纪的人就自动习得了相面的本事。或者现在您自己就颇有一些看人识人的心得。话说咱们还专有一部相术著作名曰《麻衣神相》对人体相貌进行系统叙论，为北宋人李和弟子陈抟所撰，大约在元末明初被广泛流传。

算命的方式虽多，但依据不同的算命方法及承传派别所得出的结果却有很大的差异。

算命的科学性姑且不论，但是面相确与健康相关，这不是玄学，是科学的结论。为什么？因为深度学习（deep learning）算法真的做到了"看脸"辨识疾病！——这是发表于《自然医学》的一篇论文，标题大意为"使用深度学习辨别基因缺陷的面部表型"。

对于大夫，诊断疾病的基本功是"视触叩听"，靠"相面"看病会被视为不靠谱的玄学操作。但是 AI（人工智能）靠什么？当然是数据了！这项引发国际权威期刊《自然》和《科学》纷纷报道了"相面"看病系统，专门用于从面部辨识基因疾病，以帮助临床医生进行诊断。什么意思呢？

有些基因病没有明显的典型症状，鉴别诊断有困难，临床医生对于成千上万种病可能束手无策，但是好在一些基因病脸部特征会带出明显的基因特点，也就是看起来和正常人不一样，至于怎么不一样，就需要大量的数据总结分析了。现在这个经过训练的 AI 大约能从面容上识别出 200 多种综合征，准确率在 91% 左右。并且，最棒的一点是，随着数据和图像的逐渐丰富，这个准确率在不断提高。当然最终确诊还需要基因检测，但是 AI 的建议可以帮助临床医生大幅缩小需要检测的范围，省下患者许多时间和金钱。

不仅基因病，咱们前面讲到的睡眠呼吸暂停也具有极鲜明的面部特征，在结合临床症状的情况下，仅靠"相面"也完全可以达到一定的诊断准确率。当然有了数据的积累和人工智能的推进，相信不久以后有一天我们一定也可以做到上传照片就知道是否存在睡眠呼吸暂停的患病风险了！

中医理论的神妙之处在于"望而知之谓之神"，看到外在的征象就能推断出内在病因。人工智能成功地实践了这一思想，将"相面"这门玄学变成了科学。科技进步正在改变生活！

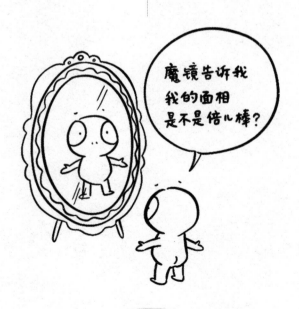

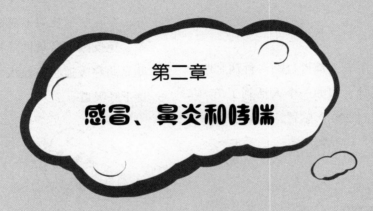

第二章

感冒、鼻炎和哮喘

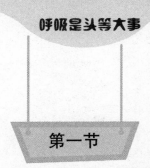

第一节

感冒、鼻炎和哮喘的爱恨情仇

世界上所有人都得过的一种病是啥? 感冒! 据估计, 假如一个人活到了 75 岁, 很有可能患过 200 次感冒, 也就是说平均每年会感冒 2 ～ 3 次。

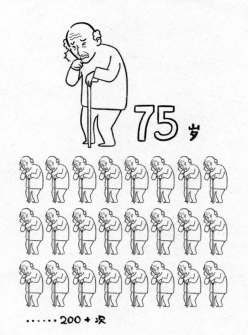

75 岁

······200 + 次

有没有经常感冒的人啊? 有啊!

比如 6 个月到 3 岁的小朋友, 因为母传抗体基本消失, 直到 3 岁以后, 自身产生的抗体才能满足抵抗疾病的需要。因此, 这段时间是婴幼儿呼吸道感染的高发期。另外, 由于婴幼儿的呼吸道没有完全发育好, 存在咳嗽反射不健全、气道清除功能差、免疫因子含量低等特点, 最终导致小儿易患呼吸道感染性疾病, 并且极易发展到下呼吸道。

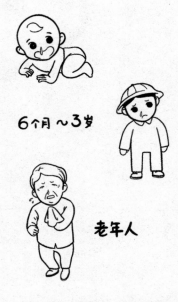

6个月～3岁

老年人

比如老年人, 因为器官机能退化导致呼吸道的防御能力变差, 不仅容易得感冒, 症状还表现得跟年轻人不一样, 一方面鼻塞、流涕、咽痛这些症状不明显，一方面容易出现咳嗽、气急、胸闷、喘憋，病程长且不容易自愈，还容易引起肺炎、心脏病等这些比较严重的问题。

更别说那些本来就有慢性病或者免疫系统问题的人了！

这感冒啊，不仅患在不同的人身上模样有区别，感冒本身也是分种类的：一种叫普通感冒，又叫伤风；一种叫流行性感冒，简称流感。啥区别呢？最简单的分法就是看看是不是一倒一大片。所谓流感，就是流感病毒导致的感冒，而其他病原微生物导致的非流行性的感冒就是普通感冒了。

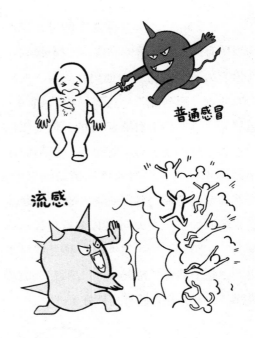

普通感冒

流感

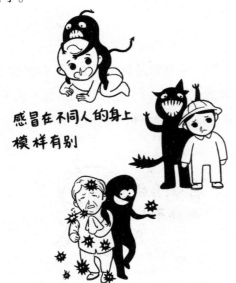

感冒在不同人的身上模样有别

咱们就来讲讲感冒。

怎么知道自己得了感冒呢？这其实是个技术活儿。

哦？为什么这么说？

小氧要给大家讲一个感冒精的故事：

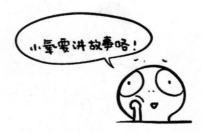

小氧要来讲故事咯！

"感冒精"之所以得这个绰号，是因为当所有的人都感冒的时候，他已然感冒，而没有人感冒的时候，他仍在感冒，所以大家叫他"感冒精"。一天，"感冒精"又感冒了，这本没有什么稀奇的，但是跟以前不太一样的是：他开始咳嗽，然后就越来越喘不过气了！匆匆忙忙被送到医院，居然诊断为哮喘，说是命悬一线，再晚点送来就麻烦了。大夫问："以前有过什么病啊？""感冒精"说："大夫，我身体好得很，就是爱感冒，每天早上'感冒'，喷嚏鼻涕一大把，吃点感冒药就好了。"

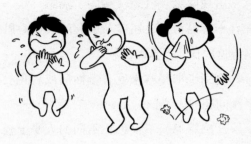

就是别人感冒的时候他感冒

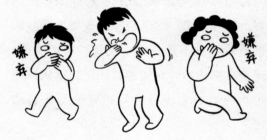

别人感冒好了，他又感冒了……

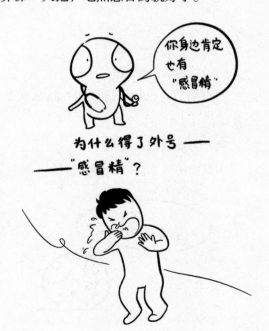

你身边肯定也有"感冒精"

为什么得了外号——
——"感冒精"？

这究竟是为什么呢？

每个人都知道鼻塞、流涕、打喷嚏是感冒的症状，可问题是出现鼻塞、流涕、打喷嚏症状的疾病可不只有感冒啊！

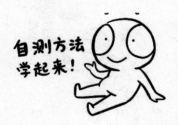

自测方法学起来！

先来做个小测试:

Q1 晨起或平日连续打喷嚏、流鼻涕吗? 否 是

Q2 遇到刺激性气味、花粉或冷空气会流清涕、打喷嚏或者咳嗽吗? 否 是

Q3 经常容易过敏吗? 否 是

Q4 家族中有哮喘史或过敏性疾病吗? 否 是

Q5 嗓子或气管里有吹哨声吗? 否 是

答案揭晓:

满足 Q5,哮喘的可能性较大,强烈建议到正规医院找呼吸科医生行相关检查明确是否有哮喘,认真听医生的话,尽可能控制疾病,防止肺功能的急剧恶化。

满足 Q1 ~ 3 任意一题 +Q4:存在哮喘的可能性,建议尽快明确是否有哮喘,及早知晓及早干预。

满足 Q1 ~ 3 任意一题:哮喘的可能性较小,过敏性鼻炎的可能性较大,有发展成哮喘的可能性,规范治疗鼻炎有助于防治哮喘。

从小问卷的几个问题,不难看出,披着感冒外衣的疾病还有过敏性鼻炎和哮喘。

现在咱们仔细研究一下这感冒、鼻炎和哮喘究竟有什么关系?

过敏性鼻炎,又叫枯草热或花粉病,是机体对某些过敏原敏感性增高而发生在鼻腔黏膜的变态反应。根据发病季节特点,分为两种:常年性发作的过敏原以屋内尘螨、霉菌等为主,季节性发作的过敏原主要为花粉,多见于中青年,常有家族遗传史。

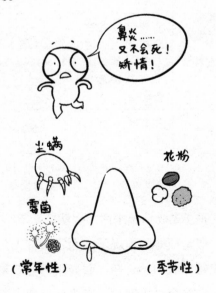

近年来,由于空气污染、室内装修等环境问题,过敏性鼻炎的发病率呈走高趋

势，就像"感冒精"的故事中所提示的那样，过敏性鼻炎症状类似感冒，会出现鼻塞、流涕等症状，所以临床误诊率较高，尤其对于自我诊断者，常常混淆，区别两者应注意以下几点：

	过敏性鼻炎	感冒
发烧	常无	常伴咳嗽、咽痛、头痛等
眼睛、耳朵、鼻腔瘙痒	阵发性喷嚏连续性发作、鼻塞、鼻痒、流大量清水样鼻涕	偶尔打喷嚏，鼻涕量不多
鼻腔黏膜	呈淡红、苍白或暗灰色，伴水肿，鼻部分泌物较稀薄而无色	充血明显，伴黏稠或脓涕较多
季节性	常与季节有明确联系	常无
病程	迁延多年，常反复发作	短，7～10天可自行痊愈

是不是光认出来两个病就挺复杂？

似是而非的情况下，大家会首先按照普通感冒服用感冒药。假如用了药效果不好，自然会再次就诊，有机会发现真正的问题。可问题是有些感冒药是复方制剂，里面有抗过敏成分，服用后的确缓解了打喷嚏、流鼻涕、鼻塞等症状，于是，糟糕的事情发生了：一开始症状缓解，认为"感冒"好了，却在某种程度上掩盖了真实的病情，随着病情的加重，感冒药就开始力不从心，导致病程迁延，失去了及早治疗的机会。

那小氧帮助我们快速识别过敏性鼻炎就很重要啦！

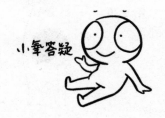

小氧答疑

快速识别过敏性鼻炎

轻度鼻痒者，总觉得鼻内好像有只蚂蚁在行走，忍不住用手揉搓鼻部；重者难以忍受，常连着打多个喷嚏，大量清水样鼻涕自动流出。

由于鼻痒、鼻塞不适，常做"鬼脸"，有时手掌将鼻尖向上揉搓止痒，常出现"缩涕"动作，久之鼻背皮肤出现一道横纹。因鼻塞引起面部静脉回流受阻，眼睑下方皮肤色素沉着，形成黑眼圈。

典型症状：打喷嚏、流清鼻涕、鼻塞、鼻痒以及不辨香臭。

鼻炎就鼻炎了呗，身边得鼻炎的人可真的不少见！

当然，没有听说过谁因为得了鼻炎失去生命，顶多就是多费些纸擦鼻涕，生活麻烦一点。但要是长期不重视，没有规范治疗，反复发作，延绵不休，大麻烦就会悄然出现，比如哮喘、过敏性支气管炎、腺样体肥大、过敏性结膜炎等，他们一旦现身，就请神容易送神难了。

下面咱们主要说说过敏性鼻炎和支气管哮喘。这两种常见的过敏性疾病，往往并存且相互影响。鼻炎主要表现为鼻部的症状，哮喘主要表现为反复发作的喘息、呼吸困难、胸闷或咳嗽，两者除了临床表现不同外，在病因学、发病机制、病理改变等方面均极为相似。基于此，近年美国变态反应、哮喘和免疫学会发布了两篇重要文献（《过敏性鼻炎诊断和管理指南》以及《过敏性鼻炎对哮喘的影响》），强调上下呼吸道炎症反应的一致性，指出过敏性鼻炎和哮喘有密切关系，提出过敏性鼻炎和哮喘是"一个呼吸道，一种疾病"的概念。

具体来说如下：

1. 过敏性鼻炎是哮喘的重要危险因素

1）90% 哮喘患者至少有 1 种鼻炎症状。

2）60% 过敏性鼻炎者可能发展成哮喘或伴有气道高反应性，其增高指数多位于正常人和哮喘患者之间。

3）过敏性鼻炎发生哮喘的危险性较正常人高 4 ～ 20 倍。

4）哮喘中伴过敏性鼻炎者可达 60%以上，哮喘儿童中，伴过敏性鼻炎者可达 80% 以上。

2. 从病理生理上讲过敏性鼻炎易伴发哮喘

1）过敏性鼻炎的上呼吸道炎症极易向下蔓延，导致过敏性支气管炎症和哮喘。同时过敏性鼻炎的上呼吸道和哮喘的下呼吸道有着相同的免疫功能缺陷。

2）大多患者先患过敏性鼻炎后患哮喘，也有少数先患哮喘，后患过敏性鼻炎，或两病同时发生。

3）许多哮喘患者在哮喘急性发作前可伴有鼻痒、打喷嚏、流清涕等过敏性鼻炎的症状。

是不是太复杂了？小氧最擅长讲故事！

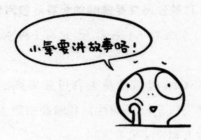

小氧要讲故事咯！

感冒一直爱着鼻炎，可是鼻炎一直等他的梦中情人——哮喘。感冒不知道，就是因为他时不时造访，鼻炎才一步一步找到了哮喘。鼻炎不知道，遇到了哮喘，这一辈子可能真的要和哮喘过下去了。也不知道这是个悲剧，还是个喜剧。

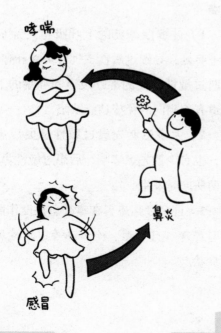

但是，可以肯定的是，我们身边必定有许多"感冒精"，他们才是见证感冒、鼻炎和哮喘爱恨情仇一辈子的观众。

需要注意的是，哮喘的症状和发病机制有高度的异质性，也就是说可以将哮喘从各种维度上分成好多种。比如我们这里讲到的容易伴发过敏性鼻炎的哮喘就是一种很有特点的哮喘，大部分哮喘（85%）很好治，目前规范的治疗可以帮助哮喘患者几乎和正常人一样生活，而有些哮喘非常难治（15%），叫难治性哮喘，发作严重时可以威胁生命；有些人很小的时候就得了哮喘，青春期就逐渐缓解了，而有些人青春期的时候得了哮喘，往往不容易治疗；有些人气道里面一种叫嗜酸性粒细胞的成分高，容易过敏，激素治疗效果很好，有些人是中性粒细胞高，对激素治疗的反应就不那么好；有些人血里的IgE高，会在特定的过敏原刺激下发作哮喘……

哮喘在中医这里叫喘证。中医流传一句话"内不治喘，外不治癣"，就充分体现出喘证难治啊！

所以假如患了哮喘，一定要重视，去正规的医院请呼吸科医生帮助我们制定治疗方案，定期随诊，万不可去江湖游医处诊治。

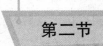

第二节
对抗流行性感冒

说起流感，那在整个人类历史上都是赫赫有名的。在过去 300 多年的时间里，有至少 6 次大规模的流感爆发。据统计，其中 1918 年的西班牙流感大概死亡 548 万人。现如今，随着交通的极大便利，这种通过飞沫传播的上呼吸道感染性疾病传播速度也大大加速，甚至会出现一波刚过，二波又起，三波紧随的情况，尤其是家里有小孩和老人，更是防不胜防。

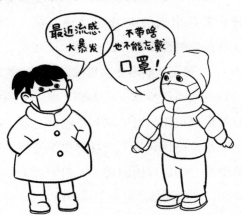

一般来讲，流感的好发人群以儿童、老年人和慢性病患者为主，当然，健康的成年人也无法完全幸免。一般来说，流感并不可怕，可怕的是流感病毒沿呼吸道一路进军，在肺部攻城略地，打掉呼吸基地，就危险了，比如出现病毒性肺炎、继发性细菌性肺炎等严重的并发症。

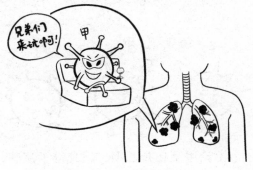

流感发生，有明显的季节性。流感分甲、乙、丙三型。甲型分家，所以就有禽流感、猪流感等之分，并且最狠的是，甲流病毒每年变身，像参加化妆舞会一样每年换衣服，所以人的免疫大军每次都睁着大眼睛却认不出来，屡屡中招。而乙流病毒就不太一样，它们变化得慢，比如要是今年得了乙流，那么明年、后年就不太容易得，为什么呢？这是因为人体的免疫系统记住了乙流病毒的样子，假如再感染同样的菌株，免疫大头兵一下子就意识到敌人来了，趁对方力量弱小一顿胖揍就解决问题了。这也提示我们，接种多效价的乙流疫苗有时候是必要的。丙型疫苗危害很小，咱们就不用理他了。

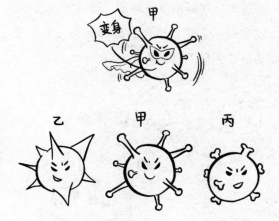

不论甲型还是乙型，但凡得了流感，轻的高烧几天，折腾得人萎靡不振，影响工作和学习，重的一路入肺，把战场搞得一塌糊涂，就危险了。

这说来说去，得了流感怎么办呢？

小氧是有办法！

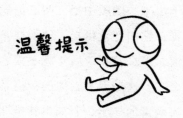

温馨提示

如果开始有流感的症状，比如出现咽

干、咽痒，发烧、头痛，一定要警铃大作。我们中医有什么好办法呢？假如症状不重，有一个小方子可以供大家参考：

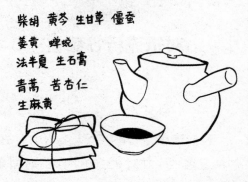

柴胡 黄芩 生甘草 僵蚕
姜黄 蝉蜕
法半夏 生石膏
青蒿 苦杏仁
生麻黄

早期流感，还是要以宣散为主，这个方子可以有效帮助人们宣肺解表退热；方中甘草和蝉蜕，也可以清利咽喉；柴胡、黄芩和青蒿，能够帮助因为生活工作节奏快，情志内伤所积累的内热疏解出来。内外合治，自然就痊愈有望了！

假如热度很高，全身症状很重，那最好在症状出现的 48 小时之内，吃一类属于神经氨酸酶抑制剂的药物（比如奥司他韦），目的是让病毒无法继续复制，自然就可以有效缓解症状。成人和 1 岁以上的儿童都可以应用，对甲流和乙流都有效，缺点就是价格比较贵，而且要想保证效果好就要在时间窗口内服用。人们生活工作节奏快，可能很难及时吃上这种药。

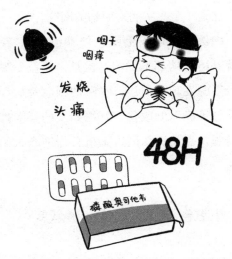

年轻人如果不幸"中招"，只要及时治疗，症状很快就会好转。可是对于那些年纪比较大的人，或者既往有肺部基础病的患者，一次流感，可能就意味着长达月余的痛苦过程，尤其表现为咳嗽不愈。李主任临证二十载，针对这些呼吸科的"老肺病们"有个新办法：TTS外治法（后面我们细说）。

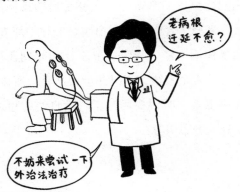

外治法开腠理，达背部通阳之经脉，激发元气，治而向愈，对于流感初期的症状缓解非常有效。

当然要特别提醒大家的是，不管是中药还是奥司他韦，都需要医生首先准确地判断病情，开具处方。很多疾病初起可能与流感相似，很容易误认，一定要听医生的话，切不可随意自己处方啊！

流感，其实是一种自限性的疾病。功夫在平时，待身体恢复，还是要锻炼身体，提高自身免疫力，才能以不变应万变。最经济有效的预防方法其实就是流感疫苗接种，一定要在流感流行开始之前一个月进行接种，流感多在每年的10月开始到次年的5月消失，高峰时间多从11月底到次年的1月底。因此，最好要在入冬前（10月底11月初）把疫苗注射好。体质较差的老年人和儿童以及医务工作者都要积极接种流感疫苗。

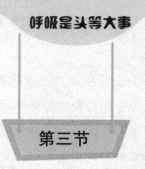

第三节

吸入激素，到底能不能用

"大夫，我不想用激素，我这个哮喘能不能用别的方法控制啊？吸入药用了之后能停药吗？我还想要二胎，有了这病，还有机会吗？网上说规范化治疗鼻炎有助于防治哮喘，到底怎么才算是规范治疗啊？"

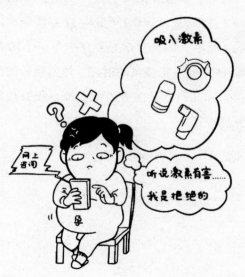

这是一个真实病人面临的问题。

中医说"内不治喘，外不治癣"，意思就是历来喘都不好治，但是，得益于吸入激素的发现与应用，哮喘的预后及病程控制有了极大的改善。妊娠妇女的哮喘控制问题备受关注，借这个机会仔细跟大家说说。

小氧告诉大家：什么是激素？

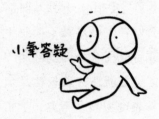

激素是身体里一类量非常少但作用极其大的物质，由有内分泌功能的细胞分泌。我们这里讲的激素呢，主要是指糖皮质激素，来源于肾脏顶上一个叫肾上腺的地方。激素作用广泛、强大、复杂，同时副作用也涉及多个系统，有时还会很严重。所以，很多患者一听说要用激素，就打心眼里产生极大的恐惧感。

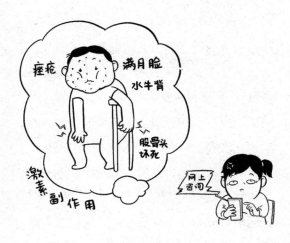

下面咱们主要介绍与哮喘相关的激素知识。

在四面八方的质疑声里，即使哮喘诊疗的相关指南年年修订、医生苦口婆心，面对患者对激素的怀疑恐惧眼神，说服患者吸入激素仍旧显得那么力不从心。

咱们条分缕析慢慢来说说清楚这其中的玄机奥妙。

医生治疗哮喘，目标是什么呢？哮喘是一种发作性的疾病，好的时候根本看不出来，跟正常人有什么区别，只是发作起来，轻则呼吸困难，重则死亡。所以，作为医生以及研究人员最先想的是如何能在死亡扼住咽喉的时候从死神手里把生命抢回来。过去，我们没有好办法，只能眼睁睁看着哮喘重度发作持续不缓解的病人因气道痉挛缺氧而死。后来我们有了静脉注射和口服激素，又有了呼吸机等辅助通气手段，感觉对抗死亡的力量强了许多。再后来，我们发现如果真的哮喘发作，总有一些病人因为缺氧太久或者来不及去医院而失去生命，就费尽心思希望找到一种安全又方便的药物，能够避免哮喘剧烈发作，使病人长期维持正常的肺功能，帮助病人不再受病痛折磨。

终于，医药学家们发明了激素的吸入剂型，它随身携带，方便使用，不知道挽救了多少人的生命。有了吸入激素，好多哮喘病人几乎过上了跟正常人一样的生活，极大地降低了哮喘的病死率，挽救了许多家庭。既然吸入激素这么好，为什么这样多的患者都避之唯恐不及呢？其实，说来说去都是误会。

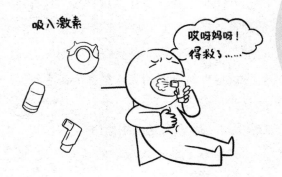

激素量小作用大

其实，激素的危害大小，很大程度上取决于剂量。大家惧怕的全身副作用，比如向心性肥胖、血糖升高、低血钙、骨质疏松甚至股骨头坏死，是长时间全身应用（如口服、静脉输注）激素造成的。但是哮喘患者如果病情加重，就不得不口服或者静脉使用激素，总不能因为惧怕副作用把命都丢了呀！这就是一个巨大的困难，为了解决这个长期应用激素和严重副作用的矛盾，吸入激素应运而生。

吸入激素是通过将药物吸入气管，直接作用于气道，吸收入血液循环的药物剂量极小。吸入激素治疗所需的激素剂量比口服给药所需剂量小得多，大约只相当于口服剂量的 1/10 至 1/20，所以长期吸入激素治疗不会造成全身性的副作用。这样小的剂量，只有很少一部分患者（2%～3%）可能出现口腔溃疡、声音嘶哑、咽喉痛等轻微反应，所以使用吸入激素后医生都会反复交代病人用药后充分漱口，这样可以极大缓解或者避免这些副作用。

如果不了解吸入激素的特点与原理，

过分担心所谓的"副作用"，拒绝在缓解期规范吸入药物，哮喘无法控制，反复发作，久而久之气道变硬变窄，肺功能受到不可逆的严重损害，患者动不动就喘不了气，没法干活、工作，失去了最佳的治疗时机，就悔之晚矣！

其实哮喘的发作跟皮肤湿疹非常相似：当机体受到一些刺激之后，皮肤出现瘙痒并逐渐形成高于皮面的皮损，这就是湿疹，这时患者就会感觉瘙痒加重，不停抓挠后就形成了较厚的皮肤损害，这时少量激素外涂后，患处很快就不再瘙痒。其实气道的过敏状态与这个湿疹很像，气道黏膜也会出现水肿，导致咳嗽甚至喘憋，这时如果不用激素病情就会急剧恶化，病变的气道甚至可以水肿，完全堵住呼吸的通路形成致命危险。因此长期规范使用激素可以控制黏膜的肿胀，减少这样凶险情况发生的概率。如果把气道黏膜比作皮肤，吸入激素就像在持续给气道黏膜涂药，减少气道黏膜的炎症反应。

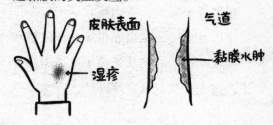

擅自停药催命急

如今，哮喘的治疗已经非常规范成熟，为什么还有很多哮喘病人住院了呢？其实，缓解期不规律用药，是哮喘严重发作甚至突然死亡的重要原因。按照咱们老百姓的说法，得了哮喘，就是落下了一个病根儿。这种慢性反复发作的病，需长期治疗。有些患者只在喘憋发作的时候应急喷药，缓解期就完全忘在了脑后，从来不用任何药物，这样反复发作，几年、十几年之后，破烂不堪的肺就跟肺气肿、肺心病等严重并发症扯上了关系，并且再也甩不开。那种动不动就喘憋、气不够用的感觉别提有多难受了！所以啊，哮喘的现代治疗重点应放在缓解期，通过规律吸入激素，抑制气道炎症，维持患者正常或大致正常的肺功能，预防哮喘发作，保证患者生活质量。

在医生的指导下，坚持定时用药，尽可能延长哮喘的缓解期，尽可能减少发作次数，即使有急性发作，也可使发作程度减轻。至于用哪些药物、如何减量，都是呼吸专科医生需要告诉您的事情，千万不可觉得自己没事儿了擅自减药。毕竟，那

么多活生生的例子是前车之鉴，谁也犯不上跟十几年之后的自己较劲是不是？

现在我们清楚了什么是激素，为什么吸入激素不可怕以及不规律使用激素的害处，下一步就是要弄明白对于孕妇或者备孕的人来说，吸入激素和支气管扩张剂安全吗？如果不用这些药物，对胎儿有什么影响呢？

孕妇或者备孕的人，能用吸入药物控制哮喘吗？

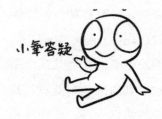

简单粗暴，结论是：低剂量吸入糖皮质激素治疗是最安全的妊娠期哮喘治疗方案。

因为，未良好控制的哮喘对孕妇和胎儿危害很大，并且这一危害要远远高于哮喘治疗药物对妊娠造成的危害。所以对于妊娠期哮喘患者，首要考虑的是如何应用药物控制哮喘病情和避免急性发作，而不

是争论药物的安全性。

低剂量的糖皮质激素吸入剂是首选，患有哮喘的准妈妈们要常常使用峰流速仪自测呼吸峰流速及其变化范围，知晓哮喘的控制情况，若仍旧无法控制，及时到呼吸专科就诊调整治疗方案。合适的治疗永远是我们的追求，治疗不足与过度治疗都是我们要躲开的坑。

孕期哮喘控制不好，结果会怎样？

很多研究都表明，哮喘症状在妊娠期间可能加重。同时，先兆子痫、早产、低出生率、低体重的发生率以及婴儿围产期死亡率均可能增加。其原因包括低氧、其他因哮喘没有控制的病理生理、药物等相关因素。因此，妊娠期哮喘的治疗非常重要。已经有许多研究证实，吸入激素不会增加胎儿先天畸形、死产、剖腹产的风险。

我们总结一下，很多准妈妈们惧怕激素对胎儿的危害，选择拒绝吸入激素或者喘憋的时候才用一下，结果呢？反而将胎儿置于危险之中，毕竟，因为不规律用药导致哮喘发作频繁，母体会缺氧，胎儿势

必也因此缺氧，由此导致的早产、胎儿窘迫等风险有时是致命的。

所以，对于备孕或者孕期的准妈妈们，良好规范地控制哮喘更加重要。

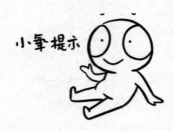

小氧提示

小氧帮助大家回忆一下开篇时患者的疑问："大夫，我不想用激素，我这个哮喘能不能用别的方法控制啊？吸入药用了之后能停药吗？我还想要二胎，有了这病，还有机会吗？网上说规范化治疗鼻炎有助于防治哮喘，到底怎么才算是规范治疗啊？"

至此，我们已经回答了开头那位计划备孕二胎的患者关于激素的问题。接下来，我们讲一下什么是鼻炎的规范治疗。

鼻炎的规范治疗

按照目前最新的《中国变应性鼻炎诊断和治疗指南》，推荐口服白三烯受体拮

抗剂（最常见的就是孟鲁司特）作为一线用药，其改善鼻塞、缓解喷嚏及流涕症状的效果比口服二代抗组胺药（氯雷他定、西替利嗪等）好，还可与鼻用糖皮质激素（丙酸氟替卡松鼻喷雾剂，即辅舒良）联用。

过敏性鼻炎的误区不要踩

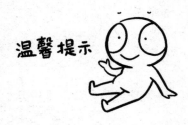

温馨提示

误区一：小病，我忍！ 其实，过敏性鼻炎本身算不上大病，但问题在于，这个病可不只是发作时有点痛苦而已。事实上，若不及时进行治疗，其诱发的鼻窦炎、鼻息肉、中耳炎、嗅觉丧失及哮喘，才是大麻烦。

误区二：只图舒服。 有些患者因为鼻塞痛苦不堪，为了图舒服，单纯应用局部减充血剂治疗（一类是儿茶酚胺类，包括麻黄碱、伪麻黄碱等；另一类是异吡唑类

的衍生物，如羟甲唑啉、四氢唑啉等），而且应用比较随意，一天累计可达 5 ～ 10 次。由于这类滴鼻剂通常具有较强的血管扩张反跳作用，是引起药物性鼻炎最常见的原因，因此疗程不宜超过三天，每日滴鼻次数不能超过三次。

误区三：用药想停就停。 跟哮喘患者一样，许多鼻炎患者只在涕泪横流时用药，症状稍微改善就停药，结果病情时好时坏，甚至逐渐严重。对于常年性过敏性鼻炎，每次发作时要持续治疗 1 ～ 2 个月，有些患者甚至需要治疗半年；而对于季节性过敏性鼻炎，应该提前 2 ～ 3 周用药，季节过后，不能立即停药，还要继续用药两周左右。

对抗过敏新进展

特别值得一提的是，前文说到过的这个叫 "IgE" 的家伙，您如果过敏去做检查一定见过这个指标。总 IgE 就是免疫球蛋白 E，如果血液里面这种东西过多，人们就会出现鼻子堵、鼻炎、鼻息肉、眼睛痒、慢性荨麻疹等过敏症状，严重的还会诱发哮喘等危险情况。

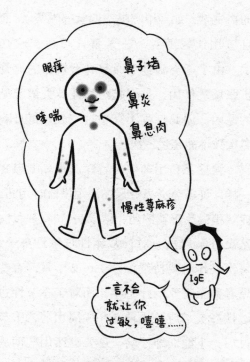

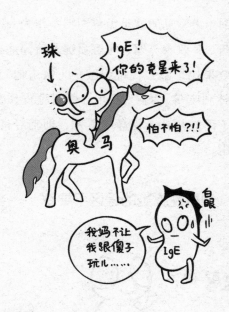

而最近一些新的单抗药物（奥马珠单抗）的出现，让我们根治过敏性疾病已经不再是梦。经过单抗药物治疗，过敏性疾病引起的包括过敏性鼻炎、鼻息肉、慢性荨麻疹、难治性哮喘等症状可以得到完全缓解。

当然，哮喘贵在"长治久安"，微量激素的副作用与获益相比，几乎可以忽略不计，该用还得用，尤其对于准妈妈，控制

哮喘更加重要，毕竟身兼两条命，不可开玩笑。听医生的话，重视鼻炎的规范治疗，有助于防治哮喘。对于治疗，患者如实将情况告诉医生，双方一起讨论什么是合适的治疗方案并执行，才是我们共同的追求。

当然了，中医中药在哮喘和鼻炎治疗方面有奇效，为了更好地控制病情，中西医综合治疗有优势。小氧已经迫不及待地跟大家分享一只来自东方的"小青龙"。

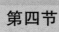

第四节

神方斡旋解烦忧

前面我们费了大力气希望大家明白一个道理：自我诊断有风险，爱恨情仇自有分晓。那么，咱们说点实在的，鼻炎、哮喘，到底该怎么治？

今天，小氧为大家隆重介绍——小青龙汤！

小青龙汤一方出自中医经典著作《伤寒论》，不论是中医从业者还是中医爱好者，都对医圣张仲景的经典之作推崇备至，而"小青龙汤"作为经典之方，那是颇具来头。

说起青龙，咱们就不得不先来探究一下何谓青龙？

青龙是古代神话传说中的灵兽，源于上古星宿崇拜，属于传统文化中的四象之一，四象即是青龙、白虎、朱雀、玄武四圣兽。《淮南子》卷三记载：天神之贵者，莫

贵于青龙。故而青龙为四象之首。关于青龙的含义，从中国古代的《易经》、风水等角度有很多很丰富的阐述，在此不详述。《伤寒论》中以"青龙"冠名的方剂共有两首，其一为"小青龙汤"，其二为"大青龙汤"，以青龙为名，彰显其功效卓著。此外，《伤寒论》中以神兽之名命名的方剂还有白虎汤、玄武汤。大家肯定奇怪了，为什么没有朱雀汤呢？关于这个问题，医家争议不休，咱们姑且按下不表。

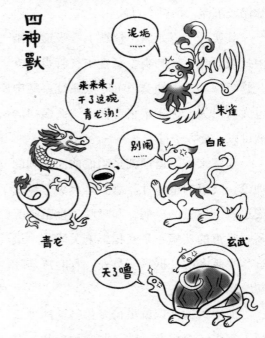

《伤寒论》记载"小青龙汤"组方：麻黄三两(去节)，芍药三两，干姜三两，

五味子半升，甘草（炙）三两，桂枝三两（去皮），半夏半升（洗），细辛三两。上八味，以水一斗，先煮麻黄，减二升，去上沫，纳诸药，煮取三升，去滓，温服一升。

其功效为解表散寒、温肺化饮，按照咱们西医的说法，就是止咳、平喘、抗炎、抗过敏。根据历来医家实践总结，过敏性疾病多是存在寒饮内伏的病机，见咳痰色白清稀，或量多或呈黏液泡沫痰，苔白或滑或腻，不论是否有恶寒发热、有汗无汗、脉浮或不浮，均可奏奇效。

其实，小青龙汤不仅在上呼吸道感染中疗效颇佳，在肺炎、急性支气管炎、支气管哮喘、过敏性鼻炎等呼吸系统疾病中也大有可为。你肯定很奇怪，这么多病居然可以一个方子打天下？

西医来讲，道理就是咱们前面说到的理论：气道的整体性。意思是鼻炎、鼻窦炎这些上气道的疾病，和哮喘、慢阻肺等下呼吸道的疾病，是互相影响关联的，最近越来越多的证据表明鼻炎、荨麻疹与哮喘常相伴发生。

而中医的认识就早得多：得这两种病的人很多人都畏寒。肺是非常怕冷的，在寒冷地区，肺病的发病率要比温暖湿润的地区高。中医讲，肺主气，通过肺气宣发肃降运动，对体内津液的输布、运行、排泄起疏通和调节、排泄作用，这就是通调水道。但是肺本身很娇嫩，寒冷伤害了肺，肺气不足，不能够将津液敷布周身，就化作寒饮隐伏在体内。一遇外邪刺激，外邪引动隐伏的寒饮，发而为喘。这时候，"小青龙汤"就可以外驱寒气、内温肺腑，寒饮自然得以消除，病情就大大缓解了！

当然了，这不是教大家自己给自己开方子，毕竟术业有专攻，其中的加减化裁还是很需要中医大夫的把握。在这里，如此隆重地向大家推荐"小青龙汤"，是希望大家能够知晓对于哮喘和鼻炎，我们还可以求助于中医缓解病痛。当然，医学一直在发展，在大数据的基础上，循证医学帮助我们确定了越来越可靠的系统治疗。

温馨提示

兼听则明、偏听则废，我们要对自己的健康负责，万不可因为个人偏好耽误治疗，或在不适合自己的疗法里挣扎。

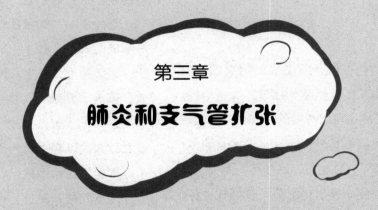

第三章

肺炎和支气管扩张

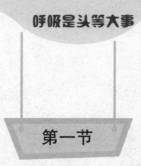

第一节

肺·细菌·抗生素

我们的肺，像一颗美丽的倒立的树。树冠分为两叉，枝杈越分越细，每一个枝杈末端都长满了可以呼吸的果实——肺泡。树干就是我们的气管，通过它连接着的鼻咽喉，与外界直接相通，氧气因此而吸入，二氧化碳因此而排出，细菌，包括各种各样漂浮在空气中的微生物，都因此与我们有了千丝万缕的联系。

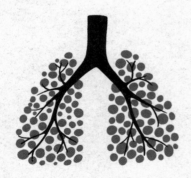

作为健康的人，我们的生命和菌群息息相关。比如，肠道的正常菌群可以促进免疫系统发育，维持正常免疫功能，并且帮助对抗病原菌入侵，反过来，肠道菌群失调也提示我们身体可能出了问题，所以肠道正常菌群既是卫士，也是哨兵。同样，呼吸道也有健康的细菌原住民，这对我们畅快地呼吸至关重要。

当外来的致病菌像野战部队一样穿越鼻咽喉的防卫丛林，长驱直入气管、支气管，深入肺泡，长途跋涉打败原住民，咳嗽、咳痰、发烧、喘促等症状就会袭来，这就是肺炎。怎么办呢？面对人类生命的重大敌人，以青霉素为代表的抗生素诞生了。抗生素的作用就是杀灭"野战部队"，生存的空间重新释放，原住民也有了休养生息、重整旗鼓的机会，当新的健康菌群漫过山野，我们的呼吸道就重返安宁了。但这时候，一个严峻的问题出现了：抗生素滥用以及耐药菌的出现。

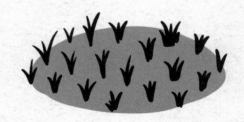

气道健康菌群

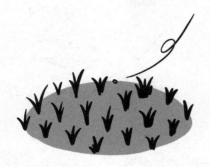

致病菌来袭

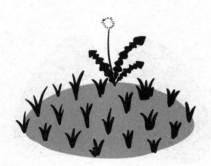

致病菌长大

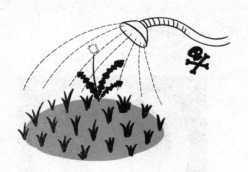

抗生素多轮攻击

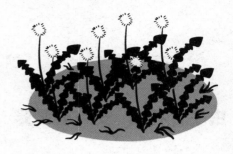

耐药菌群形成

抗生素杀灭致病菌的时候，也会对正常的菌群产生杀伤作用，并且会将不易被杀灭的致病菌选择出来，在滥用抗生素以及危重患者多轮抗感染疗程之后，甚至会出现"超级细菌"，也就是"多重耐药性细菌"，这时候就出现了抗生素"耐药"。顾名思义，就是当再次肺部感染的时候，之前有效的药物失去作用，无药可用，病人的感染无法控制，严重的时候甚至可能造成病人死亡。

耐药菌不停出现，新的抗生素不断发明，新一轮战役打响，如此比肩对抗百余年，这就是抗生素滥用以及耐药菌的故事。其实，感染性疾病不可怕，可怕的是我们失去了重建正常菌群的能力。医生苦劝不要随意使用抗生素，目的其实就是为了保护这种至关重要的能力，为有一天年老体弱的我们多存一线生机。

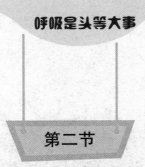

第二节

虫子会打洞：支气管扩张

前面我们讲过，肺就像一棵倒立的大树，气管就像是树的主干，支气管就是树的大枝杈，支气管不断分支，越来越细，最细的分支就称为细支气管，而每个细支气管的末端就是细小的肺泡。层层分支的气管支气管壁上不仅腺体密布，分泌黏液湿润气道，还有伸缩性的组织能够随呼吸扩张回缩，在管壁内膜上波浪式运动的纤毛帮助下，将灰尘和细菌等异物（也就是通常所说的"痰"）向上推送至咽喉，并通过咳嗽清除异物和过多的分泌物。这种机制可以帮助气道清洁，防止细菌及分泌物等脏东西掉入气道深部，是人体自我保护的方式。

但是，当反复感染或感染迁延不愈，支气管及其周围肺组织的慢性炎症反复发作，导致支气管壁组织破坏，最终管腔不可逆地扩张、变形，就形成了支气管扩张症。

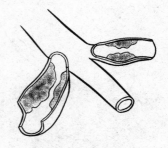

炎症持续刺激，气管就像被虫子啃噬一样，出现很多"树洞"，失去了正常的结构。

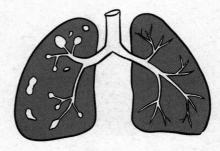

大家看上面这张图，图左侧就是气管被破坏后的示意，而画面右侧则是正常肺部应该有的样子。

再来看看真实患者的 CT 影像：

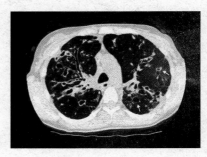

是不是和示意图非常相似？现在你理解了吗？

由于炎症刺激，支气管黏膜黏液分泌增多，管腔内炎性渗出物积聚，就形成了大量的痰液。而管壁破坏导致的纤毛损伤，运动紊乱，最终造成排痰功能减退，痰液就潴留在扩张的支气管中，就好比脏东西都落入了虫子被咬空的树洞里无法排出。潴留的痰液又加重了感染。二者互为因果、恶性循环，长此以往，支气管扩张的程度和范围就逐渐加重。这样患者就会出现反复咳黄色腥臭痰。

我国支气管扩张发生率相对较高，一方面与遗传相关，另一方面就是抗生素的滥用导致耐药菌的寄殖。就如我们前面所讲到的：发生感染时，抗生素杀死了敏感脆弱的细菌，不敏感的细菌则经过这种选择存活下来，经过一次次的"遭遇战"，这些强壮的细菌积累了丰富的"战斗经验"，成为耐药菌，愉快地定殖在人体内。绿脓杆菌就是其中最令人讨厌的家伙之一，会使病人咳吐绿色脓痰，并且这家伙对很多抗生素不敏感，耐药菌株非常常见。另外一个很有意思的现象是，支气管扩张患者

以女性偏多，并且大都脾气急躁易怒。支气管扩张之所以反复发作，就是因为这些嗜肺的寄殖耐药菌一有风吹草动就出来捣乱一下。

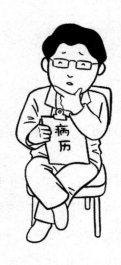

那么，支气管扩张的典型症状是什么呢？咳嗽和咯痰是主要表现，并与扩张严重程度并行。轻微、局限性的支气管扩张，痰液潴留不严重，症状因而不明显。若病情较严重，患者会随剧烈咳嗽排出大量痰液，每日可达数百毫升，支气管扩张的咳嗽、排痰随体位改变而发生是其重要特点。如晨起由卧位转为坐位，夜间由坐位转为卧位，及夜间翻身，都会因痰液的流动引起剧烈的咳嗽与排痰。此外，咯血也是支

气管扩张患者的常见症状。这是因为扩张的支气管周围的新生血管，或扩张成血管瘤的毛细血管因咳嗽等破裂，导致咯血发生，有时患者会以咯血为主要症状寻求诊治。

由于支气管扩张病变不可逆，每一次的发作都会促使病变进展，因而控制病情、尽量减少其发作显得尤其重要。而炎症感染和痰液潴留是支气管扩张发生发展的关键环节，所以控制感染与炎症就是重中之重。

需要注意的是，支气管扩张并不是一种独立的疾病。很多儿童小时候得了肺炎没有及时治疗或迁延不愈，肺就可能在反复感染中破坏了树枝的样子，发展成支气管扩张；抗结核药物尚未发现的年代里，很多支气管扩张是结核菌肆虐的结果；还有一些遗传性疾病，比如肺囊性纤维化也是支气管扩张的重要原因，近年来基因测序的应用启示我们，亚洲人群的囊性纤维化远比想象得要多……

那得了支气管扩张怎么办呢？小氧将为我们在专门的章节介绍养肺大计！

第三节

谁来拯救我们的咳咳咳

咳、痰、喘，是呼吸科门诊就诊的三大主要症状。作为一个社会中的人，就算您迄今从来没有因为咳嗽去看过医生，您的父母、兄弟姐妹、七大姑八大姨或周围的朋友们总有人因为咳得天昏地暗，痛苦不堪去看呼吸科医生。比如前面讲到的肺炎和支气管扩张，咳嗽都作为主要症状之一困扰患者。

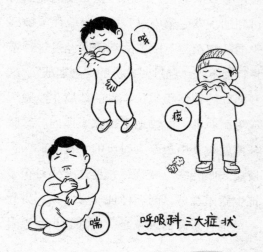

呼吸科三大症状

那么，人为什么会咳嗽呢？

有一本叫《医学心悟》的中医古书里有一个形象的比喻：肺体属金，譬若钟然，钟非叩不鸣。风寒暑湿燥火，六淫之邪，自外击之则鸣，劳欲情志饮食炙煿之火，自内攻之则亦鸣。

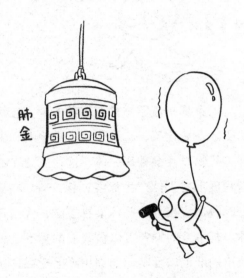

肺金

这是什么意思呢？按照中医五行的说法，人的肺，属金，像一口大钟，这个钟，不敲不会响。外界的邪气，比如风寒之气，从外面敲肺这口大钟，人就会咳嗽；内生的邪气，比如肝气郁结，从里面敲肺这口钟，人也会咳嗽。这也就是外感与内伤致病。

严格说来，其实咳与嗽并不同，有声无痰为咳，有痰无声为嗽。一般痰、声多并见，难以截然分开，所以咳嗽并称。中医讲肺的功能，主要有主气、司呼吸，主宣发、肃降，通调水道，外合皮毛，开窍于鼻。与咳和痰有关的功能叫宣发、肃降。

这是中医专有名词，理解起来比较困难。具体来说，宣发就是宣布和发散，体现在三个方面：一是排出体内的浊气，二是将脾所吸收的水谷精微布散到全身和皮毛，三是将代谢后的津液化为汗液排出体外。肺宣发的功能失调，就会出现呼气不利、胸闷、咳喘、鼻塞、喷嚏和无汗的症状。肃降就是清肃、洁净和下降。主要表现在三个方面：一是吸入自然界的清气；二是将肺吸入的清气和脾转输至肺的津液和水谷精微向下布散；三是肃清肺和呼吸道里的异物，保持呼吸道的洁净。肺失于肃降，就会有呼吸短促或表浅，咳痰、咯血的症状。

总之，咳嗽，最主要的原因就是因为外感邪气或内生邪气导致肺的功能不好了。

斗转星移，时代变迁，人们咳嗽的原因也会"与时俱进"啊！

比如，千百年前，"雾霾咳"必然是不存在的。现如今，有相当一部分人，在雾霾加重的时候会咳嗽。尤其是许多生活在超大城市的人们，如果同时还有鼻炎、哮喘、支气管炎之类的基础疾病，情况就更严重啦！为了对抗这种情况，海南的干净空气不知道成了多少人的向往，还有各种口罩、空气净化设备市场那是别样缤纷，令人眼花缭乱。

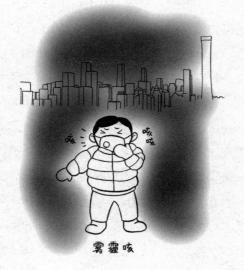

雾霾咳

因气候变化，加之空气质量不容乐观，小规模的流感在冬春交际真是时不时就刷刷存在感。许多人的咳嗽就是在一次上呼吸道感染之后迟迟不愈，甚至留下了"病根"，还有大家都恨之入骨的"雾霾咳"等等现代咳，针对它们，应该怎么办呢？

大家肯定要问，雾霾为什么会引起咳嗽？雾霾到底对肺有什么样的危害？

雾霾咳究竟怎么回事

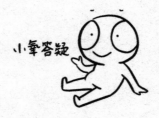

小拿答疑

大家都知道雾霾含有多种成分，包括粉尘、二氧化硫、二氧化氮、重金属、多环芳烃物以及多种病原体。这些成分在不同程度上对人体产生危害。鼻、咽、气管等呼吸道直接与这些污染物接触，首当其冲。其中大的颗粒可以被我们的鼻毛、鼻腔里的纤毛以及咽部的细小纤毛拦截，通过分泌黏液将这些颗粒吸附，然后通过纤毛摆动把这些颗粒物扫出气道。这些纤毛就像赛龙舟时选手手中的桨，大家沿着一个方向使劲，达到清除颗粒的目的。这也是为什么许多人感觉一到雾霾天，嗓子里的痰就增多了，这个时候最好尽量通过咳嗽把痰吐出来。在这种情况下，咳嗽其实是一种保护性的措施。

当然，大家之所以谈雾霾色变，主要还是因为PM2.5。近几年通过媒体以及许多专家的宣传，PM2.5已经是大名鼎鼎。它是直径为2.5微米的细颗粒物，能直接进入细支气管、肺泡，之前说的鼻毛、细小纤毛都挡不住。当雾霾出现时有一部分$PM_{2.5}$也随着空气进入肺泡，进而进入血液，产生一系列血管疾病等等。

雾霾引起咳嗽的原因，除了上面提到的黏性分泌物（很多人认为的痰）刺激，引发了呼吸防御反射，还有一个重要的原因就是炎症刺激。

有一些人感冒以后会遗留很长时间的咳嗽（通常3～8周，甚至大于8周）。为什么感冒后容易引起咳嗽呢？其实原因很简单，就是细菌或者病毒会损伤呼吸道最上层黏膜，释放大量炎症介质，使气道的反应性增高从而使咳嗽敏感性增加，引起咳嗽。雾霾颗粒中携带了许多致病菌，这些致病菌一部分对上呼吸道造成破坏引发咳嗽，另外一部分进入肺泡，被组织中的"清洁工"——巨噬细胞所吞噬。由于雾霾颗粒有许多有害的无机因子，巨噬细胞无法将它们消化，反而被这些无机因子攻击，最终巨噬细胞阵亡。这种自杀性质的吞噬

引起了一系列藏在巨噬细胞中的炎症的释放，破坏战场，使战场满目疮痍，使人体对各种刺激都非常敏感，继而引起咳嗽。可以形象地讲，就如同皮肤痒痒我们伸手挠一挠，肺里面的组织痒痒，我们就靠咳嗽挠痒痒。

这样大家就明白了，其实，咳嗽是一把双刃剑，一方面帮助我们将垃圾排出体外，另一方面又会对身体造成许多损伤。长期咳嗽容易引起人们情绪低落，生活质量降低，严重的咳嗽会引发遗尿、肋骨骨折甚至眩晕。所以出现慢性咳嗽（大于8周的咳嗽），尤其在雾霾经常出现的大环境下，大家一定要注意自身呼吸系统出现的症状，如果咳嗽变得频繁或者与以往相比变化很大，一定要及时就医，积极干预。

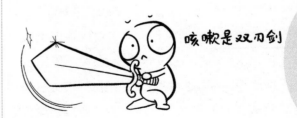

咳嗽是双刃剑

看大夫是个耗时费力的活儿，咱们自己有什么办法可以防身呢?

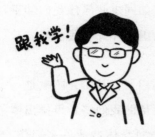

招招仙：神方在手，天下我有

首先，咳嗽了当然要治，解决病痛是最重要的。咱们中医治疗咳嗽有一手。如前面所讲，中医认为咳嗽的根本原因在于肺。肺非常娇嫩，受不得一点刺激，有外邪（这里指雾霾）时，阻碍了肺的升降功能，就引起了咳嗽。中医并不是要把进入身体的雾霾清除，而是通过清肺、润肺等方法增强肺的防御能力，减少气道中的痰液，减少咳嗽的发作，从而对气道产生保护作用。当然，对于咳嗽来说，"五脏六腑皆能令人咳，非独肺也"，虽然雾霾会引起咳嗽，但也不单单从肺来治，还需要综合辨证。在门诊经常可以见到一些女性，一到雾霾咳嗽就会加重。除此之外这样的病人，还有些人一紧张就咳嗽，从肝肺论治

可以有很好的疗效。还有一些小孩，雾霾时咳嗽加重，形体消瘦，脸色白，不爱吃饭，这时从肺脾论治比较好。

这里推荐"三花一叶茶"（金银花、野菊花、玫瑰花、紫苏叶）作为大家平日调养的小神方，不仅功效卓著，且外观美丽、口味美妙。

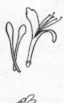

金银花

野菊花

玫瑰花

紫苏叶

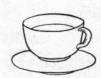

三花一叶茶

这个小方子里的金银花入肺、肝经，野菊花入心、肝经，二者合用，既能疏风清热，散外侵邪气，又能清热解毒，消内里肿毒；玫瑰花理气解郁，香气最浓，清而不浊，和而不猛，柔肝醒胃，流气活血，宣通窒滞而绝无辛温刚燥之弊，可谓是芳香诸品中首屈一指的药材；紫苏叶入肺、脾经，可温肺降逆、止喘定嗽，还能利膈通肠，破结消癥。这个小方特别适合现代人饮食厚味易化火，压力繁重易焦虑，又嗜食冷饮易寒脾胃的特点，可经常代茶饮用，不失为美事一桩啊！

招招仙：把海南空气带回家

其次，这雾霾咳嗽，重在预防。没有哪个普通人能控制得了雾霾来不来，但是大家有 80% 的时间是在室内的，所以控制了室内的空气质量，就可极大保障家人的呼吸道健康。尤其对于小孩子来讲，空气污染对其影响更为显著，除了对小儿呼吸道短期的毒害作用，长期来讲还会影响小儿肺发育和智力发育。

唯一能够保证空气清洁与二氧化碳含量不超标的解决方案就是新风系统。简单来讲，新风系统就是一个带过滤膜的发动机，把外面的空气过滤干净送进房间里，把屋里的有害气体和脏空气排出去。随着人们对空气质量的关注度升高，空气净化设备市场也愈发繁荣。但是大家不免陷入选择困难，选新风，到底应该关注什么呢？

第一，是关注过滤水平（filtration level）。好的空气净化设备当然要有好的过滤手段，最好把 PM2.5 都挡住。目前市场上的新风系统有两种原理，纯物理的高效过滤网（HEPA）过滤，以及静电除尘技术，或者两者相结合。这两种技术都能够把 PM2.5 挡住。而 HEPA 技术的缺点是定期换滤芯，否则会造成二次污染。而静电除尘技术原理下的除尘网可以水洗。

第二，是关注环境卫生及杀菌（sanitation）。好的新风系统应该具备杀灭致病微生物的能力，有的是通过紫外线，有的是通过静电除尘技术。经过层层过滤，新鲜、洁净的空气就被送进了室内。

第三，是关注能否去除异味和 VOC（Odor/VOC removal）。这个 VOC，即 Volatile Organic Compound 首字母的缩写，是挥发性有机物的意思，其中最有名的是甲醛和苯，早已经被证实是致癌物。所以能否清除异常气味和 VOC 也是评价新风系统好坏的标准。

第四，是关注通风（ventilation）。通风的目的是减少室内的二氧化碳浓度，让你昏昏欲睡的不是缺氧而是室内过高的二氧化碳浓度。其实新风并不是什么新发明。自从商场、酒店、办公楼等大型公共建筑出现以来，为了解决无法自然通风的问题，新风系统早已经是标配。只是，作为个人追求高品质空气的解决办法，家庭新风系统是最近几年才被重视的。

第五，是关注空气湿度（humidity control）。人的气道特别怕干燥。越是干燥越容易生病。所以保证一定的湿度，对人呼吸道的自然防御功能特别重要，尤其是一些慢性肺病或者容易咳嗽的人，尤其如此。总结一下新风和以上五点的关系。

新风如何带来好空气

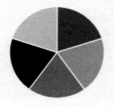

■ 过滤水平　　■ 环境卫生及杀菌
■ 去除气味和 VOC　　■ 通风　　■ 空气湿度

明白了新风如何改善室内空气，我们下一步关注就是如何选择新风产品呢？

别急，咱们就本着实事求是的态度，给大家提供一个选新风产品的思路。第一要关注的就是洁净空气量(CADR)，也就是单位时间内机器能提供多少洁净的空气。第二是耗能，【中国能效标识】是国内的家用电器上常见的标识，我们可以根据它来判断产品是否节能。第三是噪声，在常用的低挡位下使用空气净化器，噪声确实会小，但又遇到另一个矛盾：CADR 值会降低，即净化效果得不到保障，这个矛盾和能耗的矛盾类似，一台高实用度的空气净化器会致力于达到一个相对较好的平衡，结合机械过滤和离子化过滤的优点，可以在保证 CADR 表现的同时，降低噪声。第四是过滤性能，这个就要靠第三方检测了，国内有一些很严格的检测机构，如中国家用电器检测所、上海市环境保护产品质量监督检验总站、广州工业微生物检测中心等，都是比较可靠和让人信服的；国外最著名的当属美国家电制造协会（AHAM），它是目前国际上公认权威检测评定空气净化器性能的第三方独立测试机构。

所以啊，能够比较好地平衡滤过效率、耗能、噪声以及过滤性能的产品就是好产品。当然了，由于房间的大小不同，家庭的需求有细微差异，作为一项不算便宜的健康投资，还是要选择适合自己的产品，才是明智之举呀！

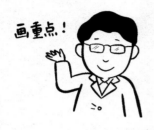

新风如何选?

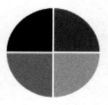

■洁净空气量　■耗能　■噪声　■过滤性能

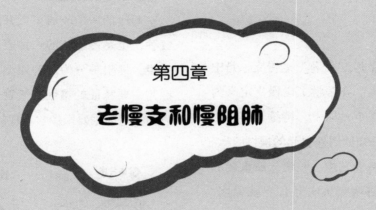

第四章

老慢支和慢阻肺

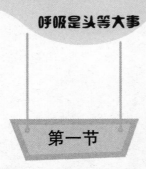

第一节

这个杀手是慢性子

慢性支气管炎，"昵称"老慢支，是中老年人的老熟人。在医学上老慢支定义为咳嗽、咳痰达 3 个月以上，持续 2 年或更长，并除其他已知原因外引起的慢性咳嗽。简而言之，要是老咳嗽、咳痰，最重要的事情就是去找呼吸科大夫帮忙寻找原因，要是找不到，各种治法都不好用，可能就得了老慢支。鉴于老慢支是一种通过排除诊断的疾病，又没有什么客观依据，就老容易被认错。可一旦确诊了，确实是老慢支，那可就要注意了，因为，一部分老慢支经历漫长的时间就会变成慢阻肺。

慢阻肺大名叫"慢性阻塞性肺疾病"。哪里阻塞了？还记得我们像树一样分叉的气管吗？堵塞的就是终末端那些很细的细支气管，接近于终端肺泡。老慢支病人长期存在慢性炎症，反复的炎症导致气管变

厚粗糙，这时候气流通过管径变小的气管，阻力自然就增加了，就表现出"呼气气流受限"，这时候，老慢支就变成了慢阻肺，我们将在后面详细讲这是怎么一回事。还有一些人并没有明显的咳嗽、咳痰，但是气管最末端的肺泡腔都扩张了，就像原本三室两厅的房子改成了大开间。这就是肺气肿，也是慢阻肺的一种表现形式。也就是说，慢阻肺分为两种亚型，一种是以炎症为主要特征的慢性支气管炎，另一种是以肺大泡为主要影像学表现的肺气肿。

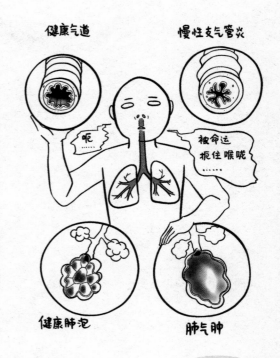

不管是老慢支还是肺气肿，最终的结果都是大麻烦：气流出去有困难，就憋在肺里，肺像过度充气的气球一样充盈，周围的血管被挤扁，氧气进不到身体里，导致一动就气短或呼吸困难。这可就糟糕了，一开始是追不上公交车，慢慢地楼梯也爬不动了，后来上街买菜也困难，病情慢慢进展，连衣服都穿不了了……最难受的是呼吸将不再自由，时时刻刻像被掐住脖子一样努力地呼吸，这是多么可怕的感觉啊！

慢阻肺排在全球死因的第4位，是疾病经济负担的第5位。我们国家最近的数据表明，40岁以上的人群中，有大约8%有慢阻肺。这是多么惊人的数字！一旦得了慢阻肺，钱包瘪瘪的，自己憋憋的。为了不得慢阻肺，我们能做什么？

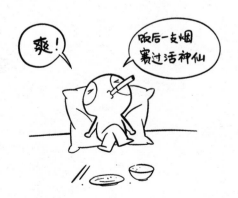

远离烟草！远离烟草！远离烟草！重要的事情说三遍！

除此之外，还要注意尽量避免接触粉尘、烟雾和有害气体，保护我们的肺。

慢阻肺非一日养成，往往需要二三十年的时间慢慢显出真面目。这个慢吞吞、静悄悄的杀手，一旦感知到它的存在，就已经被套牢，难再脱身。

一旦得了慢阻肺，难道就人生无望了吗？其实，早期的慢阻肺还是可以通过药物及康复锻炼很好地控制症状，和正常人一样生活的。所以关键是早诊断，早治疗。

如何较早地知道自己有没有慢阻肺呢？

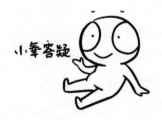

小曾答疑

要像测血压一样测肺功能！且看下节内容。

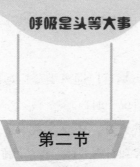

第二节

普通人也要认识肺功能

每一个脏器就像人一样都有自己的活儿要干，活儿干得好不好需要检查或者化验来评估。心功能、肾功能、肝功能的检查我们都很熟悉了，对肺功能测试可能会感到陌生。其实，很简单，在医生的指挥下做吹蜡烛的动作，就可以评价我们呼吸的能力以及肺部能够将氧气带到身体其他部位的效果。初高中时的你，一定测过肺活量，没错！这就是肺功能测试的一个项目，但是肺功能远不止这一项。

肺功能到底是测什么呢？

其实就是测量肺通气以及换气的功能。

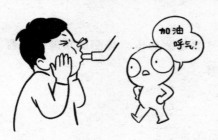

聪明的你肯定发现了，我们前面讲到的"呼气气流受限"就是这个"道路"的功能（通气功能）不好了，气体进来没问题，但是出去可就难了，尤其是越使劲儿吹气儿，狭窄的气道堵塞就越厉害。气体存留在肺泡里，无法呼出去，使劲儿吹出去的气体明显变少的时候，就可能得了慢阻肺。除了"道路"的问题，"滤网"的功能（换气功能）不好了，也非常麻烦。一般来讲，"滤网"出问题主要就是指肺泡壁变厚了，于是氧气很难进入血液，身体就会缺氧。这种情况主要发生在肺间质病、肺水肿等情况。

不管是"道路"还是"滤网"出问题，人们都可能出现气短、气不够用、呼吸困难的症状。为了帮助医生判断我们到底是得了什么病，肺功能测试必不可少。

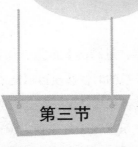

第三节

氧气不是越多越好

格也不算贵，建议有缺氧情况的肺病患者配备。

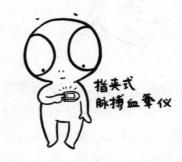

氧疗已经应用 200 多年了。对慢阻肺患者来说，长期家庭氧疗的历史可以追溯到 20 世纪 70 年代。长期家庭氧疗对于有缺氧指征的慢阻肺患者非常重要。这时候，我们要注意两点：第一，有缺氧指征，也就是静息状态下指端氧饱和度低于 88%；第二，必须是低流量，也就是氧气流量控制在 1～2 升/分钟即可，切不可贪多。

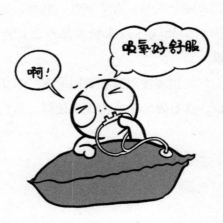

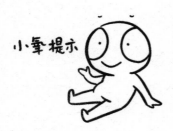

为什么呢？

使用家用指夹式脉搏血氧仪即可轻松测得指端氧饱和度（SpO_2）以及心率。价

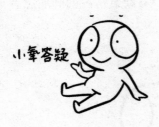

小章答疑

氧疗对于严重低氧的患者来说当然是好事，因为人体的生命活动需要消耗能量，能量的产生过程中，氧气是不可缺少的要素，血氧低到一定程度，能量严重不足的话，人就会死掉，有了氧气，就可以避免因为缺少氧气导致能量不足产生的严重后果。

但是很多慢阻肺患者同时有二氧化碳潴留，这是因为阻塞的气道使得二氧化碳排出困难，过高的氧流量会加重二氧化碳潴留，严重的时候甚至可以造成肺性脑病。所以低流量氧疗是保证安全的重要举措。

氧气虽然是个好东西，但用多了也会造成伤害。只有维持在一个适合的水平才可能对身体更有益。假如从哲学的角度看待氧疗这个事情，也许会更能心中明了：它很像传统文化的中庸之道。

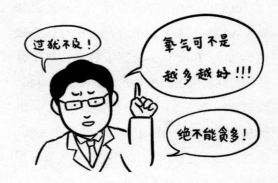

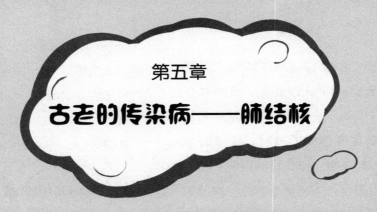

第五章

古老的传染病——肺结核

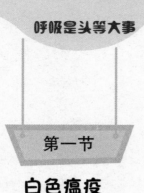

第一节

白色瘟疫

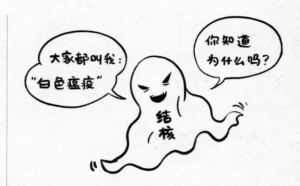

肺结核可能是历史上极少数和"浪漫"有关联的疾病：18～19世纪，欧洲很多文学青年"崇尚"它，因为患上这种病的人，通常都拥有消瘦的身材、忧郁的眼神，还会不时咳嗽，掩住口的白色手帕上会出现一点殷红……再加上阴冷、潮湿的冬天和壁炉里的炭火，就是完美的对于肺结核病人的文学描述，在很多文学著作中常常见到。至于大家熟悉的肺结核为什么叫白色瘟疫，需要稍微解释一下：结核病人大多面色苍白，也为了和另一个人类杀手"黑色瘟疫"——黑死病区分开，人们把结核病称为"白色瘟疫"。不管什么颜色的瘟疫都令百余年前的人们闻风丧胆，而白色瘟疫是迄今为止杀死人类最多的传染病，"十痨九死"则是我们先辈对肺结核病人悲惨结局的概括。

"有时，去治愈；常常，去帮助；总是，去安慰。"这句塑造了无数医生人文情怀的格言就出自一位结核病医生特鲁多（1848—1915），这句话翻译成现代汉语其实就是——"这病没得治"。

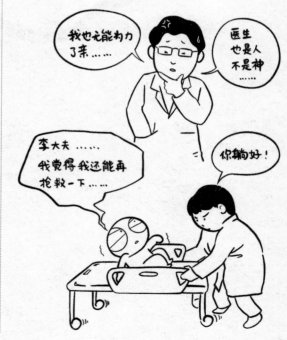

为什么肺结核这么可怕？

不同的病原体有不同的"脾气性格"。比如说肺炎链球菌，这种引起肺炎的最常见细菌，会让肺泡充满痰液，但是当肺炎好转，痰液排出，肺泡还是那个好肺泡，就像破坏力不那么强悍的盗贼入室抢劫，只把屋子里搞得一团糟，并没有破坏建筑。结核菌就不一样了，它就像穷凶极恶的盗匪不仅洗劫财富，还拆墙盗洞，把好好的房子折腾得乌烟瘴气，甚至连原本的模样都看不出。肺要想工作，需要完整的结构作为依托，毁损了正常解剖结构的肺，无法输送氧气和二氧化碳，不断影响人们的健康，典型的症状就是咳嗽、咳血、潮热、盗汗、体重减轻。

不知多少人曾被这种无情的烈性传染病夺去生命，曾经人们以为有了抗生素，一切皆休。然而肺结核绝不像天花一样令人高枕无忧。世界卫生组织警告说，近年来肺结核在全球有卷土重来之势。数字为证：1995 年全世界有 300 万人死于此病，是该病死亡人数最多的一年，大大超过了肺结核流行的 1900 年；2006 年全球新增920 万结核病例，有 170 万人死于结核病；而我们亚洲则是结核病患者最多的地区。

剧情在什么时候翻转了呢？

1993 年 4 月 23 日世界卫生组织史无前例地宣布——全球结核病进入紧急状态，因为耐药结核病的出现。这时世界上有 1/3 的人体内携带结核菌，每年 900 万人发生结核病，其中有 50 万是极难治愈的耐多药结核病。人类才意识到，对抗结核病我们仍在使用 130 年前发明的显微镜进行诊断，用 90 年前发明的卡介苗给孩子免疫接种，用 50 年前发明的药物治疗病人。显微镜只能诊断出不到一半的患者，而且不能诊断耐药情况；卡介苗可以保护孩子不得脑膜炎，但是不能防止感染肺结核；当前的药物要用6 个月才能治好一个普通结核病病人，24 个月只能治好不到一半的耐多药结核病病人。

清醒过来的人们发现，对肺结核的忽视导致了肺结核防治系统防线崩溃。艾滋病在全球蔓延，而艾滋病人感染肺结核的概率是常人的 30 倍，大部分艾滋病患者都死于肺结核；多种抗药性结核病菌株的产生极大地增加了肺结核防治的难度；再加上消灭不了的贫穷、免疫抑制剂的使用、吸毒……

总之，肺结核患者很可能就隐藏在呼吸科诊室外候诊的人们中间，奔波在城乡之间四通八达的路上……

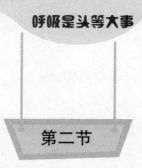

第二节

如何预防肺结核

得了肺结核，不仅要忍受疾病的痛苦，面临长达半年到两年的治疗，监测肝肾功能，还意味着这一生都要留意这个与身体抵抗力斗争的家伙会不会卷土重来。因为现代医学认为，结核菌虽然可能在空气中到处漂浮，但结核杆菌侵入人体后是否发病，不仅取决于细菌的量和毒力，更主要取决于人体对结核杆菌的抵抗力，在机体免疫力低下的情况下，入侵的结核菌因不被机体防御系统消灭而不断繁殖，引起结核病。俗话说得好，"不怕贼偷就怕贼惦记"。所以，预防显得尤为重要。

我们相信抗生素、卡介苗和化疗药物的问世是人类在与肺结核抗争史上里程碑式的胜利。但是如何能在目前严峻的环境下更自主地保护我们自己和我们爱的人呢？

我们都知道，传染病要流行起来，必然有一个源头——得了病的人。所以，如果你，或者你的家人朋友，被医生怀疑有肺结核的风险，一定一定要记得遵从接诊医生的意见，尽快去最近的结核病定点医疗机构明确诊断，开始规范的治疗。我们国家有专门的肺结核防治法律规范，所有相关的人都同心协力帮助肺结核病患者治愈，这是爱护自己、保护家人、重新开启崭新生命的唯一正确途径。

而肺结核病人是通过什么途径传染给其他人呢？是飞沫。

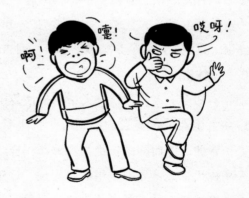

我们必须要明确，并不是所有结核病人都具有传染性。研究证明，只有痰液中含有结核菌的肺结核病人才有传染性。这些病人在咳嗽的时候将活的结核菌喷到空气中，周围的人吸入后就可能得病。所以，打喷嚏的时候一定要捂住口鼻，且用肘部捂住口鼻而不是用手是正确的做法，戴口罩也是很好的防护形式。

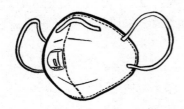

前面我们讲到，人并不是吸入了结核菌就会得病。被结核菌感染后潜伏期长短取决于感染细菌的量与毒力大小以及感染者的身体条件。我们无法控制结核菌，但是可以肯定的是感染者身体素质差，潜伏期就比较短，可能在几个月内发病；身体素质好，潜伏期就比较长，几年也不会发病，甚至大多数人一生都不会发病。所以对我们普通人来说，经常参加户外活动，锻炼身体增强体质，加强营养均衡饮食，保持正常体重很重要。

而对于高危人群，比如流动人口、老年人、糖尿病患者、艾滋病患者、使用免疫抑制剂的人，都要格外关注自己的环境，要更有警惕性。

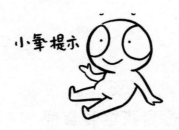

小贴提示

如果家里有结核病患者，我们要这样做：

1. 单独准备一个安静、阳光充足的房间，保证每天要有新鲜的空气；

2. 病人使用的用品要单独放置，和家里其他人分开，尤其是吃饭和洗漱的用品；

3. 平时最好给病人戴上口罩，吐痰的时候先吐在纸上，然后扔进痰盂，痰盂要保持干净，吐痰的纸进行焚烧处理。和病人接近的时候戴上口罩，拿病人用过的东西要记得也要戴手套；

4. 注意增强营养，营养充足了，才能够使病人尽快康复；

5. 被褥要经常晾晒消毒，餐具等也要经常消毒，衣服鞋袜要勤换洗，房间里也要经常消毒；

6. 积极鼓励病人锻炼身体，不要因为全身无力就拒绝锻炼，不要带着病人到公共场合去，以避免传染，有条件的话建议去专门的地方治疗，这样康复得会更快一些。

第三节

结核检查我也要看懂

结核菌大名叫结核分枝杆菌，分为人、牛、鸟、鼠等型，对人有致病性者主要是人型菌。这时候我们要理解结核菌可以侵犯人体的任何部位，比如骨骼、肠道、子宫等，只是肺更容易被感染。这种病菌又懒又馋，什么意思呢？结核菌需要在氧气特别充足、吃得特别好、温度特别适宜的条件下才会繁殖，所以结核菌最易侵犯氧气充足、血流和营养丰富的肺脏以及骨骼的两端。

为了明确是否得了结核病，我们发明了好多办法，我们就把最重要、最简单的列出来，说不定什么时候就用得上。

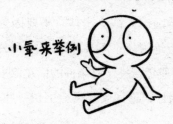

小晕来举例

1. 吐一口痰：最古老和有意义的痰培养。如果通过对痰液培养能看到痰里面长出来活的结核菌，就一定是得了肺结核。

2. 扎一小针：结核菌素试验。就是把结核菌素这种物质注射到皮下。

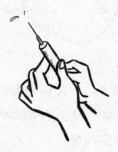

通过观察小皮丘的大小和样子来判断阳性还是阴性，当然皮丘越大，说明阳性的程度越高，也就越支持结核病的诊断。

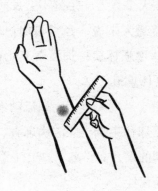

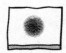

5~9mm　　10~14mm　　≥15mm

3. 抽一管血：也就是结核感染特异性 T 细胞检测 T-SPOT.TB，完整名字为 T-SPOT.TB assay，属于 γ 干扰素释放试验的一种。什么意思呢？就是人体感染了结核菌，身体里一种叫 T 细胞的免疫细胞会记住这个事实，当我们寻找到这种细胞，就意味着存在结核菌感染。当然要注意的是这个检查只能作为是否存在结核菌感染的参考，但无法诊断是潜伏感染还是活动性结核病。

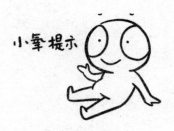

小羊提示

除了做上述的这些化验，我们还会被要求照片子，诊断肺结核是医生的工作，我们要了解这些检查，是为了更好地保护自己和家人。

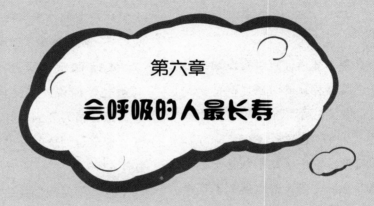

第六章

会呼吸的人最长寿

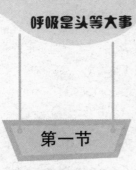

第一节

理想的呼吸

有一个真理不知道你有没有发现：当你意识到某个脏器存在的时候，就意味着有情况发生。除了在运动、紧张的情况下，谁也感觉不到心脏蹦蹦跳，除非你心悸；除了排气、排便，谁也感觉不到肠子咕噜咕噜叫，除非你肚子疼；谁也感觉不到肾脏的存在，除非石头卡住了，肾绞痛要人命；呼吸也一样，要不是肺出了毛病，无意识的情况下人们几乎感觉不到自己正在呼吸。在生活中经常能听到人们提到"呼吸"，小氧带大家看几个场景：

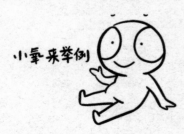

1. 演讲之前，紧张到无以复加，几乎

所有人会告诉你三个大字：深呼吸！几乎跟"喝热水"一样包治百病。

2. 健身房，举铁的你听见教练不停喊：注意呼气！注意呼气！不要屏气！好，非常好，注意呼吸配合！

3. 体育课，体育老师讲解 800 米跑：大家注意掌握跑步与呼吸的节奏，注意鼻吸口呼，两步一吸，听明白了吗？

4. 瑜伽室，冥想训练，教练在你耳边轻轻地说：感受你的呼气，腹部隆起，感觉精力充满，好，慢慢、慢慢地呼气，把全身的疲劳呼出去，感觉全身都轻松了……

这些都是我们身边常见的场景，强调的都是呼吸对于我们日常活动的重要作用。但究竟是为什么呢？这还真值得我们每人都仔细学习，掌握简单有效的办法通过调整呼吸保证健康。

我们人体，无时无刻不在进行复杂的生理活动。大家注意，在这么多纷繁复杂的生理活动中，我们唯一可控的就是呼吸。心跳——控制不了，尿液产生——控制不了，肝脏解毒——控制不了……但是，通过呼吸，我们就可以间接掌控我们自己。是不是很神奇？

什么样的呼吸更有效率呢?

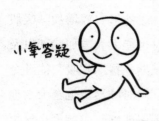

小拿答疑

显然是较为缓慢深长有节奏的呼吸。人的呼吸道有 120 ~ 150mL 的气体不能够参与气体交换,叫死腔。毕竟,气体进入身体也要留下买路钱,维持道路通畅嘛!而一次正常呼吸的氧气量仅有 500mL 左右,也就是说如果我们很浅快的呼吸,减去不会变化的死腔部分,真正参与交换的气体会变得更少;反之,如果我们有意识地深长呼吸,真正参与气体交换的部分会增加,我们会获得更充足的氧气,自然会精力更充沛!所以,"把全身的疲劳呼出去"这句瑜伽室里常常听到的话居然是真的!

大家都知道,人在紧张的情况下会下意识地深呼吸,这对缓解紧张情绪很有帮助。如果有目的地控制自身进行深呼吸,能够令大脑以及身体尽快远离疲惫,同时对于神经系统也有一定的调节作用,使身体感觉更加轻松。

深呼吸还可以帮助机体控制心率。在人体中存在一套基本不受自主意识控制的植物神经系统,调节着人体内脏和其他生命活动。植物神经系统又包括两个部分:交感神经系统和副交感神经系统,这两个部分总是处于相反的状态。交感神经被激活时,会促进机体能量的消耗,同时使呼吸与心率加快,血压升高;当副交感神经被激活时,则会使能量得到保护,降低心率、呼吸频率、血压及肌肉紧张度等。每当人体进行深呼吸运动时,机体的副交感神经系统就会被激活,从而使心率降低。同时深呼吸也可以迅速缓解紧张,从而达到身心放松的目的。通过这个原理,规律长期练习深呼吸还可以防治高血压。

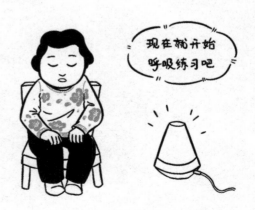

现在就开始呼吸练习吧

这下，你明白为什么深呼吸真的对身体有益了吧。我们要特别强调，屏气锻炼对于老年人危害尤其巨大，因为随着年龄增长，我们的呼吸肌力量逐渐减弱，肺组织不再那么柔软，气管最末端肺泡的弹性也逐渐降低，如果在体育活动时屏气，易损坏呼吸肌，导致肺泡破裂而发生咯血、支气管扩张等现象。作为一个呼吸科大夫，我要告诉大家，这可不是闹着玩的。更别提很多人屏气锻炼还会出现头晕、心慌等不适，反而危害健康。

除了激活交感神经系统，控制心率，改善血压，让我们获得平静、祥和，深呼吸还可以有效防治呼吸系统疾病。呼吸系统疾病有很多，常见的有慢阻肺、哮喘、支气管扩张等，这些疾病会导致肺部长期处于扩张的状态中，并且肺部的弹性也会减弱，这对于肺活量具有非常直接的影响。如果进行深呼吸，就能够有效增加呼吸肌的收缩能力，同时也能大大增加胸部以及肺部的扩张力。长期坚持深呼吸，能够令肺部的弹性增加，同时肺活量也会大大地增加，患者勤加练习能够改善胸闷、气短的症状，健康的人可以促进健康。

总而言之，要想掌控健康的人生，先从掌握正确的呼吸开始！

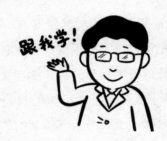

跟我学！

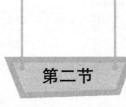

第二节

如何正确呼吸

前面我们讲到，在人们日常生活中，呼吸是下意识发生的，通常是不受思维控制的，是相对自由的。所以人们往往会形成不好的呼吸习惯，并无意识地体现在每一次呼吸中。

首先最容易被大家忽略的习惯就是用嘴巴呼吸，因为口腔刚好与气管相通，很多人会养成用嘴巴呼吸的习惯。既然鼻子和口腔都与气管相通，都能进行呼吸运动，那么用鼻子呼吸有什么优势呢？

两种呼吸方式呼进的是相同的空气，但产生的效果却有不同，而鼻呼吸作为人体主要呼吸方式具有绝对的优势，主要原因是：

1. 我们的肺主要在呼出空气的时候提取氧气，而鼻子的口径比嘴小，从而鼻呼吸能使我们的肺有更充裕的时间交换氧气，

如果空气被太快地呼出，我们摄取的氧会减少，这就是为什么口呼吸者总是喘不上气，或者精力非常有限。

2. 口呼吸不经过位于鼻腔内负责感受传入刺激的神经，导致身体不知道如何调节我们的呼吸，尤其是在睡觉的时候。这会引起严重的打鼾和睡眠呼吸暂停。

3. 正常鼻呼吸的空气经过鼻腔过滤，调节湿度和温度，使呼吸更容易；而口呼吸容易刺激咽喉，造成过多的痰液分泌。

除了这些好处，尤其值得我们关注的是，口呼吸还会毁容！

请看这张图：

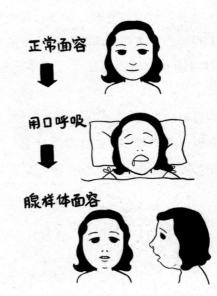

这是一个小孩因为患上了过敏症，长期口呼吸，居然变成了最后这个样子！所以，仔细观察一下自己和身边的朋友，谁用口呼吸，就告诉他这个秘密，保准吓他一跳。同理，恢复鼻呼吸，对容貌也有纠正作用，只是需要比较漫长的时间才能实现。

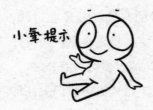

小军提示

错误呼吸表现方式

其他常见错误的呼吸方式还包括呼吸太浅和屏息，其实很多常见的身体上的小毛病都可能是由错误的呼吸方式导致的，现在大家可以回想一下自己平常有没有以下错误呼吸的表现：

1. 叹气次数增多。由于经常屏息，身体会本能地借助叹气弥补不足的氧气。

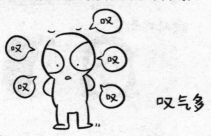

叹气多

2. 经常打哈欠。打哈欠是一种条件反射式的深呼吸活动，是人在疲倦时，大脑神经支配的一种生理反应。如果经常打哈欠，说明最近你的呼吸比较浅。

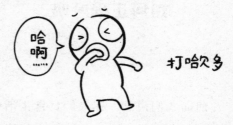

打哈欠多

3. 睡觉磨牙。不恰当的呼吸方式常常伴随着睡觉磨牙，这表示你近期压力较大。

睡觉磨牙

4. 肩膀、脖子发紧。当呼吸很浅时，肩膀、脖子和背部肌肉就会本能地发力，促使肺部吸入更多的空气，从而导致这些部位的肌肉僵硬。

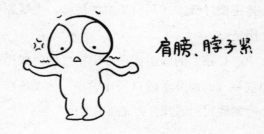

肩膀、脖子紧

5. 经常感到疲倦。慢性疲劳的诱因之一就是呼吸方式不对，这还会影响身体对能量的摄取。

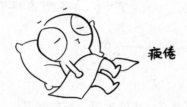

疲倦

那么我们如何才能改善自己的呼吸方式呢？

我们建议大家每周做 3 ～ 4 次呼吸练习：坐在椅子上或平躺在地板上，观察自己的呼吸方式和胸部运动，注意呼吸力量是来自肩膀、腹部还是胸部。接着如果是平躺，挺直躯干，放松胳膊和手臂，舌头抵住上腭（即上牙膛）；如果是坐位，调整下巴高度，保持与地板平行。用力收腹，延长呼气时间，接着缓缓吸入更多的空气，同时保持肩膀放松。每次呼吸之间短暂停留片刻，确保呼吸更深入。

进行呼吸练习时要注意每分钟的呼吸次数，人在放松时，每分钟呼吸 5 ～ 8 次，如果呼吸 10 ～ 20 次说明呼吸较浅。一般如果身体比较健康可以从吸气 4 秒呼气 6 秒开始训练。呼吸锻炼也要适度，过量深呼吸，也对身体健康不利，每天深呼吸的练习保证在 15 ～ 20 分钟即可。

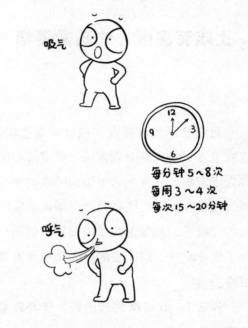

吸气

呼气

每分钟 5 ～ 8 次
每周 3 ～ 4 次
每次 15 ～ 20 分钟

比较熟练之后，就可以在坐着的时候练习。

再熟练之后，就可以尝试贯穿于我们工作生活的时时刻刻。

最终通过反复练习，形成潜意识，闭上嘴巴，舌顶上腭，缓慢深长呼吸，激活我们的迷走神经，获得平静与愉悦，充满力量地应对生活中的一切挑战与机遇！

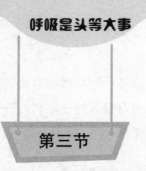

第三节

止咳有误区，吃药需谨慎

我们已经知道呼吸与健康关系紧密，也有了练习呼吸的方式方法。但是细心的你肯定发现，日常生活中影响呼吸的常见原因就是咳嗽。一咳嗽起来，别说缓慢深长的呼吸了，就是正常呼吸都做不到啊！为了快速止咳，误区易陷，小氧现身答疑解惑！

误区1：我咳嗽这么厉害，我得赶紧吃药！

真相：咳嗽可能不是病。

我们前面讲，咳嗽是把双刃剑。一些情况下，咳嗽就是呼吸道的"清道夫"，送气道里的垃圾最后一程，通过咳嗽排出体外，是人体一种有益的保护性反射。但是，频繁而剧烈的咳嗽不仅严重影响生活质量，还可使胸腔及腹腔内压力增高，加重心脏负担，甚至可致咯血、气胸等严重的后果，

此时咳嗽就是必须要寻求呼吸科专科治疗的疾病了。

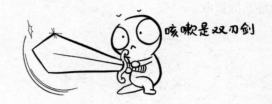

咳嗽是双刃剑

误区2：止咳糖浆，万能神药？

真相：吃药多了可能就成了嗑药！

止咳药不是人人都能用，干咳可适当服用止咳糖浆，痰多喝止咳糖浆要加祛痰药。此外，小孩、老人与孕妇等最好别服用中枢性止咳药（含有吗啡、可待因、美沙芬类等成分）。而且服用含可待因、吗啡等成分的止咳糖浆一定要注意，一旦咳嗽症状消失就要立马停药。过量服用小心药物成瘾，喝得停不下来。当然，为了避免止咳药滥用，现在已经不那么容易能够买到含有这些止咳成分的药物。

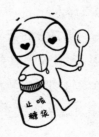

吃药？
嗑药？！

误区3：大夫，你给我开点消炎药，好得快！

真相：抗生素不能杀一切病菌！

抗生素主要的作用是抗感染，消灭的是细菌和部分致病微生物，但很多咳嗽的罪魁祸首是病毒感染，比如感冒病毒引起的急性咳嗽就不能用抗生素来治疗，盲目服用不仅没有疗效，反会促使细菌产生耐药性，给自己埋雷刨坑。

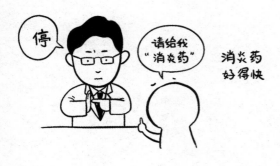

误区4：冰糖雪梨，食补良方

真相：小心适得其反！

目前并没有明确的研究证明冰糖炖雪梨对治疗咳嗽有效。冰糖炖雪梨是我国一种传统的食疗小方子，常常被很多咳嗽的人群食用。炖出来的梨汤主要成分是水、糖，很多人喝完后确实感觉喉咙舒服多了，可能是补充了水分，暂时缓解了咳嗽的症状。但风寒感冒引起的咳嗽，这么吃不仅无效可能还会加重症状。

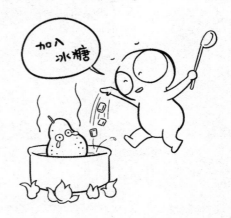

使用偏方须谨慎，找靠谱大夫看病才是正解。有些偏方使用不当反而会加重病情，例如吃生姜片止咳，可能会对喉咙产生刺激，从而加重咳嗽；大蒜止咳，还可能会造成肠胃的负担过重。而且，若是盲目坚持用偏方治疗咳嗽，还可能会耽误病情。特别是儿童、老年咳嗽患者容易发展成肺炎，造成更严重的后果。所以，找靠谱医院和靠谱大夫，才是良方。

第七章

和畅呼吸，科学运动

第一节

什么是科学运动

呼吸这门学问，我们已经入门了。当我们理解呼吸的姿势、频率和深度会影响健康，就已经成功一半，接下来就是每日勤加练习了。

为了保持健康，除了关注呼吸，运动更是必不可少。但是什么才是"科学运动"呢？仅仅这四个字就够写一大本书了，当然值得我们仔细研究一下。

咱们删繁就简，将结论简单明了地呈现给大家。当然要提前做一点说明，鉴于咱们中国还没有非常完善的数据研究，所以这个结论主要来自美国一个名为"Physical Activity Guidelines for American（2nd edition）"的文件。这个文件的核心就在于告诉我们不同的人做什么样的运动、运动多久、多久运动一次才算得上是"科学"。

对于成人：

1）多动少坐，动就比不动好。2）成年人每周应该至少锻炼 150 ～ 300 分钟，中等强度，或 75 ～ 150 分钟的高强度有氧运动，或中等强度和高强度有氧运动的等效组合。有氧运动贯穿始终。3）除了有氧运动，成年人也应该针对主要肌肉群做中等强度或更大强度的肌肉力量练习，频率是每周 2 天或隔天一次，这样做对身体更有好处。

这些都是原则，具体如何运动我们可以举一些例子：

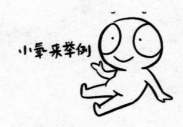

小拳来举例

中等强度的运动：快走（4 千米 / 小时或更快），休闲游泳，骑自行车（平地，时速低于 16 千米），双打网球，力量瑜伽或流瑜伽等运动形式，交际舞或广场舞，一般的庭院劳动或房屋维修工作，水中有氧运动等。

高强度运动：慢跑或跑步，游泳好几圈，单打网球，强度大的舞蹈，骑自行车

（平地，时速高于 16 千米），跳绳，繁重的庭院劳动（挖掘等引起心率升高的工作），徒步上山或背负重物，高强度间歇训练，跆拳道等运动课程。

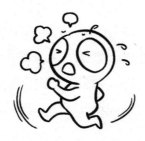

对于老年人，除了上面我们提到的成年人的锻炼方式外，还需额外关注：

1）保证运动元素的多样性，比如除了保证有氧及肌肉力量练习，还需要做平衡训练。2）量力而行。3）患有慢性疾病的老年人应该了解疾病本身会怎样影响运动。4）当由于慢性疾病每周不能进行 150 分钟中等强度的有氧运动时，应该尽力而为，能做多少做多少。5）有慢性疾病或症状的老年人应由专业人士指导练习以保证安全。

适合老年人的运动举例：

有氧运动：散步或远足，慢跑或跑步，跳舞，游泳，有氧操，某些瑜伽，单车骑行，一些庭院杂活；

肌肉力量练习：拉力绳、举重器、哑铃等，俯卧撑、引体向上、平板支撑、深蹲、箭步蹲等自重练习，一些瑜伽或太极的动作，庭院劳动里那些举、抗、挖的动作等。

你肯定很困惑，如何测定有氧运动的强度呢？其实这是一个比较复杂的问题，涉及一些专业知识。我们这里只关心自己如何判定强度。有一个好用的小方法：我们把坐着的强度定义为 0，把自己最最费劲儿的运动当作 10，中等强度的有氧运动就大概是 5～6 的样子，高强度运动大概就是 7～8 的样子。根据这个办法，每一个人的强度都可能不同，尤其是成年人和老年人以及有慢性病的人，必然会有比较大的差异。如果自己判断有困难，最好还是去医院或者康复中心寻求帮助。

运动是一种生活方式，运动和不运动的人，人生迥异，尤其是生命的最后 10 年。

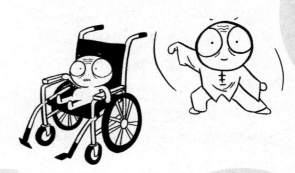

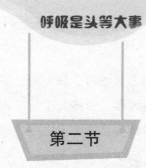

第二节

五体平衡五脏安

生命在于运动，活动四肢，体内气血精津运行通畅，脏腑生机旺盛，精力充沛，精神内守，形神趋于和谐统一。运动疗法在我国最早的医学经典著作《黄帝内经》中已有较多阐述，如"呼吸精气，独立守神，肌肉若一""法于阴阳，和于术数"，主张"形劳而不倦"，反对"久卧""久坐"等。导引术是结合古代思辨理论形成的以"导气令和，引体令柔"为主的特色养生法。

如人的耐力是由人的心肺功能决定的，但是如果肌肉没有力量也是不行的，相反肌肉力量好心肺功能差，同样也会限制力量的使用。因此从普通人的健康锻炼需求来讲，整体的训练能满足人们的健康需求，有助于人的各项素质平衡发展。因此我们应当基于整体的观念，通过对人进行整体性的训练，将人的五种基本运动素质，即力量、灵活度、速度、柔韧度和耐力均衡发展。最终通过外在的平衡达到调节内在平衡的目标。

传统运动疗法以活动四肢、锻炼形体为先，通过"外练五体"，由外至内，促使阴阳平衡，起到调整脏腑及其功能的作用。所谓"五体"，即中医理论中的"筋、脉、肉、皮、骨"，五脏六腑是互通互用的，而通过五体来调形反之也可促进各脏腑功能的调节，因此五体不勤会生病，五体锻炼养五脏，基于中医五脏合五体的理论，即心合脉、肝合筋、脾合肉、肺合皮、肾合骨，通过对筋、脉、肉、骨、皮的训练来提高人的肝、心、脾、肺、肾的功能，并且针对患者内脏功能短板进行针对性的强化训练，使五脏功能维持在相对平衡的状态，以保持身体健康。

经过不懈的努力，我们建立了一整套肺康复的锻炼方法并请专人开班训练，还拍摄了一个片子，记录那些可爱的患者参加运动后的感受，他们分文不取，在大雨天冒雨前来，只为分享。

如果您想知道他们怎样说，请前往链接 https://v.qq.com/x/page/i0362ynuz87.html。

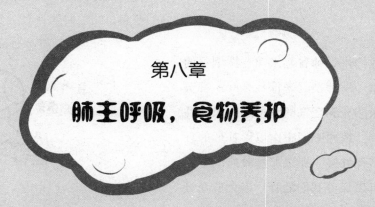

第八章

肺主呼吸，食物养护

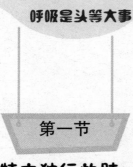

第一节

特立独行的肺

前面我们讲到肺看起来像一棵倒立的大树，想象一下肺摸起来像什么呢？答案揭晓：健康的充满空气的肺摸起来像弹性良好的海绵。按照咱们中医以形补形的理论，既然肺弹性好，那么那些胶质的有弹性的食物可以保养我们的肺！广大群众最为熟知的食物就是银耳、燕窝。燕窝银耳汤是一道美味可口的名点，属于粤菜系，可养阴润燥、益气补中、润肺生津。先把银耳用热水泡发，与温水泡过洗净的燕窝一并放入砂锅内，加冰糖、清水适量，以文火炖熟后服用。当然，燕窝价格高，咱们百姓养生讲究的是积跬步致千里，花小钱管大用，下面咱们慢慢再说肥喜欢啥。

肺为娇脏易生痰

肺是我们"五脏"中比较"娇气"的

脏腑，过寒过热，过冷过燥，均不适宜。肺生病了，最常见的表现就是生痰。对于肺病来讲，忌口显得很重要。每一个中医大夫开完中药都会对病人叮嘱一番忌辛辣刺激，忌寒凉发物云云，可是很少有大夫有时间仔仔细细跟我们讲清楚到底为什么要忌口？咱们就一个一个说。

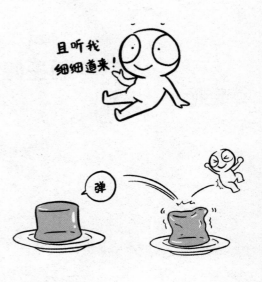

1. 辛辣油腻饮食：这类饮食有一个特点：好吃！有一个共性：吃了容易上火！所以很多人长痘痘了都会自己念叨最近不能吃辣椒了、不能吃火锅了、不能吃烧烤了……因为这类食物多辛热，有通阳健胃之功效，但是多吃容易生痰动火，散气耗血，对于寒证疾病者相宜，但阴虚阳亢之体及血证、温病、痔瘘、痈疖患者就不适合了，不仅可能加重症状，还可能功亏一篑。这类食物包括葱、蒜、韭菜、生姜、酒、辣椒等。而且肺是人体中水运行的上源，他能保障津液布散，而这类食物容易化火伤津，炼液成痰，所以肺格外怕辛辣油腻的食物。

辛辣油腻刺激类：

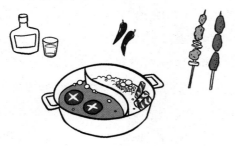

2. 生冷饮食：此类饮食性多寒凉，易影响胃肠功能，因此虚寒体质者及胃肠病患者当禁食。如白萝卜性寒，具有消食、化痰、理气之功效，若体质虚寒及胃肠病患者食之，岂不寒上加寒，使胃肠功能更差。另外，在同时服用人参和其他滋补药时，由于药性相恶，可降低或消除补药之效力，故萝卜与人参不宜同服。

生冷类：

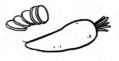

中医有一句著名的话："脾为生痰之源，肺为贮痰之器。"出自明代著名医家李中梓所著的《医宗必读》。《景岳全书》也说："五脏之病，虽俱能生痰，然无不由乎脾生。盖脾主湿，湿动则生痰，故痰之化，无不在脾。"可见，脾虚则生痰，要想不被痰饮所困，日常生活中就要注意护脾。反过来讲，寒凉食物易伤脾生痰，肺自然也受累，所以健脾即是化痰啊！

3. 鱼腥饮食：鱼生在水里，性质属咸寒而腥，且含有异性蛋白，容易引起过敏反应，多食易伤脾胃并诱发疾病，故脾胃有病者不宜多吃，尤其是过敏体质者更不可食之。此类食物有黄鱼、鲤鱼、带鱼、蚌肉、虾、螃蟹等生活在江、河、湖、海中的生物。肺病者很多是小时候发病，尤其注意少食这些食物。

鱼腥类：

4.酸涩饮食：食酸过多则对肠胃有刺激，故胃酸过多、胃肠溃疡患者禁食。涩者，大多含鞣质。如茶叶含有鞣质，而浓茶含量更高，与中草药同服时，可与中草药中某些蛋白质、生物碱、重金属盐结合产生沉淀，这就会影响药物有效成分的吸收，同时对蛋白质等营养物质的吸收也有影响。因此，在服用中草药时，一般不宜与浓茶同服。

酸涩类：

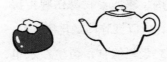

唉？为什么不讲"发物"啊？

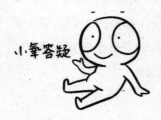

小筝答疑

生活经验满满的你肯定发现居然没有忌食发物。其实发物的意思就是容易诱发某些疾病（尤其是旧病宿疾）或加重已发疾病的食物。所以前面我们说到的辛辣油腻食物、生冷食物都属于发物。

肺与胸中之气

咱们的肺是主气的脏器，平时呼吸泰若，语声铿锵，自然处处鸟语花香。但是肺一旦生了病，人们就会不爱说话，总觉得气短。这是为什么呢？因为胸中之气（又叫宗气）有一项重要的功能就是"走息道而司呼吸"，宗气上走息道，推动肺的呼吸，即"助肺司呼吸"。所以凡言语、声音、呼吸的强弱，均与宗气的盛衰有关。所以肺气虚弱或宗气不足的人就会语声低微，呼吸微弱，脉软无力。

所以知晓了肺的脾气，我们就能更好地和肺相处了。

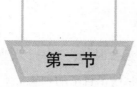

第二节

简便廉验养肺法

书接上回，肺有自己特别喜爱的食物。咱们老百姓过日子讲究的是实惠，究竟哪些食材既简便易得又效果满意呢？咱们不多说，就挑几种仔细讲讲。

百合

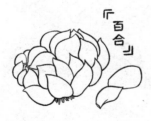

『百合』

百合其名很美，传说很多。从前一伙海盗抢劫了一个渔村，抢得许多财物粮食，又将村里的妇女和儿童劫到了一座孤岛上。后来他们又离开海岛去抢劫，没想到狂风大作，那伙强盗全掉进大海喂了鱼。岛上的村民把粮食吃光后，犯起愁来。

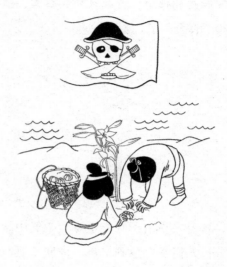

他们发现岛上到处都长着一种野草，有的还开着漂亮的花，那野草根就像大大的蒜头，除此之外就再没可以吃的东西。村民便挖来草根煮熟一尝，挺香，还有甜味。而且这种东西不但像米饭一样解饿，就连原先几个身体瘦弱的，吃了这种东西也都强健起来。于是，他们就靠这种草根活了下来。后来，有一条采药船偶然来到孤岛，他们就用这种草根接待了采药人。采药人发现这种草根有润肺止咳，清心安神的作用。采药人找来大船把他们接回陆地，并且带回许多"大蒜头"，采药人还用这些"蒜头"治好了痨伤咯血病人。可是这药还没有名字，采药人一算，从岛上救回的妇女和孩子，合起来一共百人，就把它叫"百合"了。

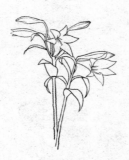

秋冬之季由于气候干燥，空气中缺乏水分，人们常会感到口鼻、皮肤干燥、口渴不止，甚至出现肺燥咳嗽。百合有养阴润肺，清心安神等功效，常用于阴虚燥咳，劳嗽咳血，虚烦惊悸，失眠多梦，精神恍惚，为秋冬季食用之上品。百合味甘、微苦，性平。其营养成分丰富，有蛋白质、维生素、胡萝卜素及一些特殊的有效成分，如淀粉、多糖、果胶以及多种生物碱，对抑制癌细胞增生也有一定的疗效。久咳伤阴者可用百合、党参、猪肺炖汤，补肺气，养肺阴。失眠者可用鲜百合、枣仁（水煎后去渣取汁）熬汤，睡前喝一碗，安神催眠，提高睡眠质量。鲜百合、蜂蜜放于瓷碗内，隔水蒸1个小时，温服，补肺阴、清肺热、润肺止咳、润肠通便。

莲藕

相传远古时候，有一个美丽善良的莲花仙子，私偷了百草的种子，下到洞庭湖。在湖边遇上了一个叫藕郎的小伙子，他们在洞庭湖里种下菱角、芡实；在湖岸边种下蓼米、蒿笋；在湖洲上种下蒲柳、芦苇。她已忘记了天上的琼楼玉宇，与藕郎结成婚配，在洞庭湖过起了美满的凡间生活。不料，这件事被天帝知道了，天帝大发雷霆，派下天兵天将，要将莲花仙子提拿问罪。

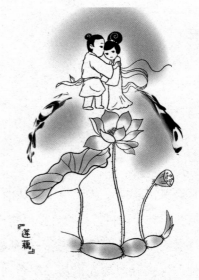

『莲藕』

莲花仙子只得到湖里躲起来，临别时，她将一颗自己精气所结的宝珠交给藕郎。几天后，藕郎果然被天兵捉住。就在天兵挥刀向他脖子砍来的一刹那，他咬破了宝珠，吞进腹中。虽然藕郎身首两节，但刀口处却留下细细白丝，刀一抽，那股白丝就把头颈又连接起来。一连砍了九九八十一刀，怎么也杀不死藕郎。天帝赐下法箍，箍住藕郎的脖子，投入湖中。谁知藕郎沉入湖底泥中后，竟落地生根，长出又白又嫩的藕来。那法箍箍住一节，它又往上长一节，法箍就变成了藕节。再说莲花仙子躲入湖中，隐身在百草间，得知藕郎化成了白藕，自己也沉入湖底，当天帝亲自带兵赶到洞庭湖时，水面上突然伸出来一片伞状的绿叶，一枝顶端开着白花的花梗，不一会，长出一个莲蓬来，上面长满了一颗颗珠子。开帝见状，忙下令挖掉它。可是，挖到哪里，荷叶绿到哪里，莲花开到哪里，白藕长到哪里。天兵天将挖遍了洞庭湖，红莲、白藕、青荷也长遍了洞庭湖，气得天帝只好收兵。从此，白藕和莲花在洞庭湖安家了，他们年年将藕和莲子奉献给这里的人民。

《神农本草经》中提道：藕补中养神，益气力，除百病，久服轻身耐老。莲藕富含大量淀粉、优质蛋白质、维生素C、丰富的膳食纤维及钙、磷、铁等微量元素，营养价值极高，是极好的滋补食品，多吃藕能够清热止渴、滋阴润燥。帮助降低血糖和胆固醇，排出体内废物和毒素。莲藕富含B族维生素，能缓解压力、清心安神、降低心脏病风险。女生多吃莲藕还能使肌肤更有光泽，减少痘痘。

莲藕可以生吃，清热润肺，凉血行瘀，也可以榨汁，治疗口渴伤阴、焦躁难解等症状。但脾胃虚寒、易腹泻者不宜生吃。莲藕也可以熟吃，熟后的藕性由凉变温，可以健脾开胃、益血止泻。经常用脑的人多吃藕，可以起到益血补髓、安神健脑的作用；藕还可以清肺止血，是肺结核病人的最佳食品。

梨

古时候有个姓董的书生进京赶考，病倒在莱阳境内，多方求医诊疗，不见好转。无奈灰心回转，行至五龙河畔见一片茂密梨园，遇一位长者，手捧一个金黄色的茌梨，对书生讲："每日饭后食此梨一枚，一个月后病必痊愈。"

书生接梨张口一咬，梨到口中并没有咀嚼便已化了，如蜜如乳，如酥如饴。只觉五脏滋润，六腑清爽。书生高兴道："好哉此梨，莫非神梨乎？"长者捋须笑道："我观公子福相，前程远大，必是翰苑英才，三年一次大比，秋闱不可错过也。我送你莱阳梨一筐，既可治愈汝日前之疾，又可增汝阳寿。"书生下跪叩谢，起身已不见长者，见一筐莱阳梨放于树下。书生秋试入考场，中了状元。天子爱才，将公主下嫁书生。洞房花烛之夜，书生将余下四枚莱阳梨与公主品尝。公主在宫内珍果佳肴都尝遍了，但觉没有哪一种果子能比上莱阳梨的滋味。次日，把剩余两枚献给皇上和皇后，皇帝食后说："梨乃百果之宗，此梨堪为梨中之王。美哉此梨！"皇后说："真乃天生甘露，不可多得！"自此，莱阳梨被列为皇家贡品。

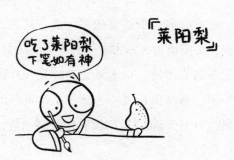

梨因鲜嫩多汁，含有85%的水分，酸甜适口，含有丰富的维生素和钙、磷、铁、碘等微量元素等，被称为"天然矿泉水"，自古就被尊为"百果之宗"。秋冬季节空气干燥，水分较少，若能每天坚持食用一定量的梨，能缓解秋燥，生津润肺。将梨皮与白萝卜皮削下、切碎，加冰糖，冲入沸水焖10分钟后饮用，能够清热、消炎、消食，调理积食咳嗽、痰少而黄。若将梨切开，挖出梨核，加入川贝、冰糖、水，放炖盅用大火蒸熟后食用，对有痰、发烧的咳嗽疗效极好。

蒲公英

相传在很久以前，有个16岁的姑娘患了乳痈，乳房又红又肿，疼痛难忍。但她

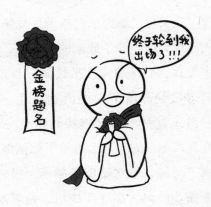

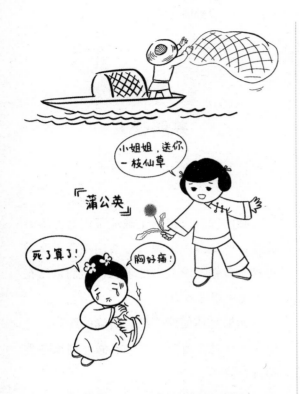

净后捣烂成泥，敷在姑娘的乳痈上，不几天就霍然而愈。此后，姑娘将这种草带回家栽种，为了纪念渔家父女，便称这种野草为蒲公英。

蒲公英性平、味甘、微苦寒，是非常适合治疗嗓子上火的天然抗生素。对于"嗓子上火"的人用蒲公英煮水当茶饮，再配合平日清淡饮食，很快便可见效。蒲公英能够清热解毒、消肿散结，对于感冒发热、急性扁桃体炎、急性支气管炎等病都有很好的功效。

食物有寒热温凉，寒与凉，温与热，是区别其程度的差异，温次于热，凉次于寒。温热性的食品多具有温补散寒壮阳的作用，寒凉性的食品一般具有清热泻火、滋阴生津的功效。另外，比较中性的食品，中医称为平性食物，是指性质比较平和的饮食物，不热不凉。每个人的体质不一样，有的爱上火，当然应该多吃凉性的食物；怕冷，阳虚的人应该多吃热性的食物；至于平性的食物，是什么人都可以吃的，了解点这方面的常识对自己、对家人自然都是有好处的。

差于开口，只好强忍着。这事被她母亲知道了，在封建社会，从未听说过大姑娘会患乳痈，以为女儿做了什么见不得人的事。姑娘见母亲怀疑自己的贞节，又羞又气，更无脸见人，便横下一条心，在夜晚偷偷逃出家园投河自尽。事有凑巧，恰好河边有一渔船，上有一位蒲姓老公公，正带着女儿小英在月光下撒网捕鱼。他们救起了姑娘，问了投河的根由。第二天，小英按照父亲的指点，从山上挖了一种小草，洗

温馨提示

关于润肺平喘之补品，阿胶、虫草等名贵之物不乏，但对于咱们健康的普通人，贸然服用多有不妥，长期患慢性肺病的朋友，久服汤药膏方者必要请熟识自身体质和病情的医生帮助处方，方可服用。

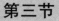

第三节

养肺膏方

肺的脾气决定了正确地服用膏方多有裨益，但是医院里做膏方费用不菲，又需要舟车劳顿，求人不如求己，咱们自己在家里也可以做膏方。

如果身体健康，没有明确的肺病，可以用下面这个膏方，给自己做一剂秋冬养肺膏。

阿胶 10g，山药 20g，百合 20g，茯苓 30g，益智仁 10，莱菔子 10g，薏苡仁 20g，龙眼肉 10g，鸡内金 10g，杏仁 10g，芡实 20g，人参 10g，枸杞子 10g，蜂蜜 20g，橘红 10g，桔梗 10g。

做膏方的步骤如下：

准备工作

1. 将胶质材料（如阿胶）砸碎，加黄酒、盖上，泡好。（提前一天）

2. 把群药放在高压锅中，加水，水要没过药物 3 ～ 4cm，充分浸泡，待用。

制作

1. 第一煎

高压锅放于火上，大火煮开后，改为中小火，以能听到轻轻的喷气声为宜，用时 1 小时。压力减小后打开高压锅。

先捞出药液上部药渣，捞时要尽可能地把药渣压干。

捞去药渣后，将剩下的药汁滗到砂锅里，完成第一煎。

2. 第二煎

把药渣放回高压锅，先捞出的、较干的先放。

把药按平，加开水至水面接近药面为宜，开火煮半小时（火力控制如前）。

待第二煎完成后，照上法再将药汁滗入砂锅，此时全部药液煎好．

3.1 浓缩

将砂锅放火上，快开锅时要关小火，格外留意，此时极易溢出，待锅开稳后，火力逐渐加到大开不溢状态（浓缩期间要同时做胶汁的准备，见 3.2）。

一小时后，药液减少。再熬，药汁慢慢变稠，到此时不可离开，适当调整火力，感觉很黏稠，泡沫再溢起，就可以关火了。到这时，浓缩完成，该放入胶汁组合了。（下面换内壁光滑的小锅）

3.2 胶汁的准备

（本操作在药汁浓缩的同时进行，浓缩完成时组合）

酒泡过的阿胶若未融好，会坨在下面，可将其搅和后用微波最小火力视程度稍微加热，如 10 秒、20 秒、30 秒，一点点试，搅至全溶，再加入药粉。

用小勺搅拌，不留疙瘩，需要有耐心。至此，胶汁已准备好。

4. 组合

把浓缩好的药汁和胶汁趁热混合，搅匀，小火再煮至黄酒挥发即可，若药味很苦，可适量加冰糖或待晾凉后加些蜂蜜，搅匀后即为成品。稍晾，装瓶。凉透后冷藏，此时药膏像芝麻酱般浓。

待服用时，药膏已有些成形，不流动了。

本方，每日早晚各服 2 勺。

特别提示：如果是有慢性肺病的患者，请一定请中医大夫根据自己的情况开具处方，这样才更有针对性，疗效更好。

第四节

我会熬中药

咱中国的老百姓，这一辈子没有吃过中药的不多。现如今技术进步了，煎药都有机器替代了，还有颗粒剂方便携带，极大地促进了中药使用。不过话说回来，但凡有时间，还是自己煎药最放心。

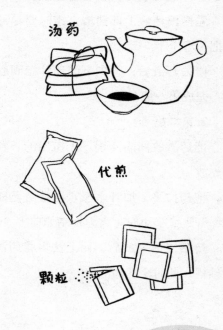

汤药

代煎

颗粒

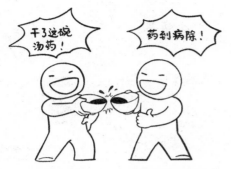

中国人没几个没喝过汤药的

其实中药煎煮讲究很多，比如煎煮顺序、特殊服法之类令人头大。开完药大夫嘴一张一合，叮嘱了很多，一转头啥也没有记住，回头几次三番问清楚，大半天就耽误了。现在就告诉大家最简单的重要煎煮办法，除非有大夫的特殊要求，否则按照下面的办法煮药绝对没有问题！

选锅

砂锅最好，不锈钢锅也可以，忌用铜锅、铝锅、铁锅。

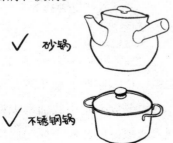

✓ 砂锅

✓ 不锈钢锅

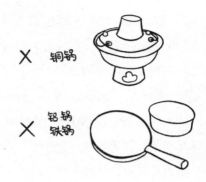

✗ 铜锅

✗ 铝锅
铁锅

用水与服法

1）用什么水：用经过过滤的水最好，很多家庭有净水器，或者滤水壶；没有的话自来水也可以。

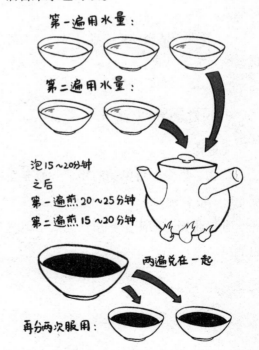

第一遍用水量：

第二遍用水量：

泡15～20分钟
之后
第一遍煎20～25分钟
第二遍煎15～20分钟

两遍兑在一起

再分两次服用：

2）放水量：第一遍用喝药的碗量2～3倍的水，泡15～20分钟即可煎煮，第二遍用量2倍的水即可。

3）服用法：两遍煎煮的药混匀在一起，再平均分开，分早晚两次服用。未避免胃部不适，可饭后30分钟至1小时后服用（除非大夫有特殊的要求）。

煎煮时间与用火

1）第一遍煎20～25分钟，第二遍煎15～20分钟。大火煮开5分钟转小火继续煎煮。

2）益补药适当延长煎煮时间；解表药适当缩短煎煮时间。

4. 特殊煎煮

先煎药：

矿物、贝壳、角甲类药物，一般要先煎30～40分钟；

有毒药物，如附子、川乌先煎1小时以上。

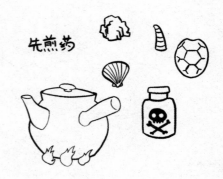

后下药：在第一煎药物煎好前5～10分钟投入锅内，如藿香、钩藤等。

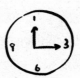

包煎药：纱布袋装好放入群药内共煎煮，比如辛夷带毛、滑石细粉状，就需要包煎。

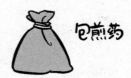

烊化服：比如阿胶、鹿角胶，容易粘在锅上，就需要放入水中或加入少许黄酒蒸化再倒入已煎好的药液中搅匀服用，或

用已煎好的热药溶化服用。

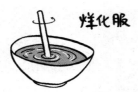

　　另煎兑入，一些贵重药要单独煎煮后，再将药液兑入到一起服用。如人参、西洋参、鹿茸。

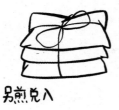

　　冲服：一些贵重的药物细粉比如三七粉、川贝粉，需要倒入煎好的药液服用才能保证不浪费。

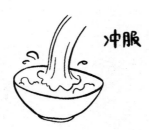

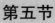

第五节

给餐桌加道养肺菜

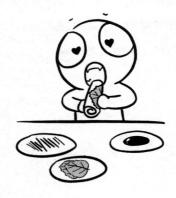

　　小氧给大家推荐一道健康菜——苏叶卷。

　　用苏叶做皮，卷上豆腐丝、梨丝、白萝卜丝、葱白丝，可以蘸黄酱或者甜面酱食用。

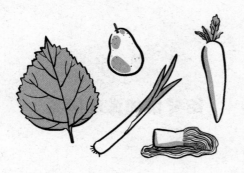

紫苏是一种兼备食疗和药用价值的香料,有补气宽中、发表散寒的功效与作用,紫苏叶性温,辛散之力平和。

白萝卜色白,属金,入肺,味辛、甘、性平,归肺、脾经,具有下气消食,除疾润肺,解毒生津,利尿通便的作用。

梨就不用说了,润肺生津。

葱白味辛,性温,具有发汗解表,通达阳气的功效。

平和的紫苏叶将属凉的白萝卜、梨与辛散的葱白调和,配上软滑的豆腐丝,口感与风味俱佳,是调补养肺的佳品。

第九章

肺病治疗新思路

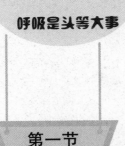

第一节

冬病夏治消喘膏

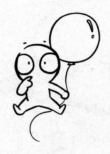

"大家好，我是小氧，下面的内容我要请出一位老专家给大家科普，他就是——"

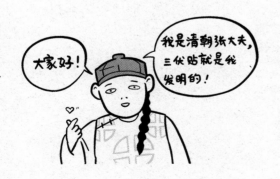

"我是清朝张大夫，当然，张大夫多了去了，我是写《张氏医通》的张璐大夫。还不知道？算了，这么说吧，我是发明了穴位外敷药物治哮喘的那个张大夫！"

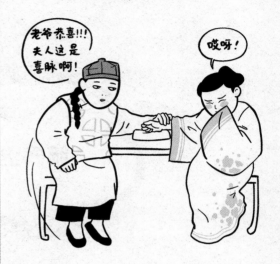

小氧："嗨，早说呀！什么风把您给吹来了？"

张大夫："这不是现在空气环境不好，室内环境也不怎么样，呼吸道疾病多得很，需要我这老家伙来帮帮忙嘛！别的不多说，就说说这膏药的事儿！"

小氧："哦！那我知道，就广安门医院那个火得不得了的三伏贴嘛！"

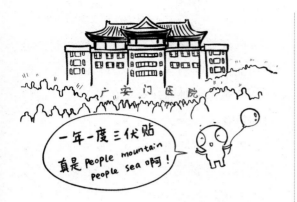

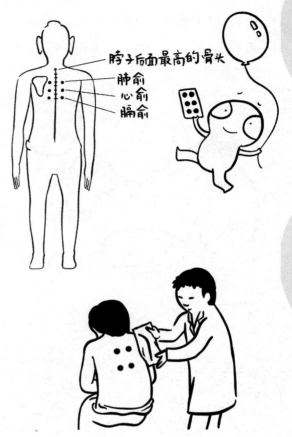

张大夫："后生可畏啊！想我们那时候能找些药材是真不容易，能及时延医治病的百姓也不多，不像现在几乎人人都病有所医啊！小氧你知道这三伏贴的由来吗？"

小氧："'治疗冷哮……夏月三伏中用白芥子涂法往往获效，方用白芥子净末一两，延胡索一两，甘遂、细辛各半两，共为细末、入麝香半钱、姜汁调涂肺俞、膏肓、百劳等穴，涂后麻瞀疼痛。'您书里写的这段话被广安门医院的老大夫们注意到，从1955年开始就不断进行改良，再加上在药物炮制、制剂工艺、贴治穴位乃至贴治时间等方面不断改进，终于形成了'冬病夏治消喘膏'！"

张大夫："哈哈，其实我就是跟老祖宗学了一鳞半爪，活学活用嘛！《内经》记载'春夏养阳，秋冬养阴'，夏天是一年当中阳气最旺盛的时候，此时也是调补人体阳气的最佳时机。对于容易在寒冷季节发作的寒性肺病，盛夏时节的治疗行之有效。通过这些辛散通阳的药物外敷穴位，药物自皮毛而入，能通过激发经气、疏通经络、平衡阴阳，达到调理气血、促进脏腑功能恢复的作用。"

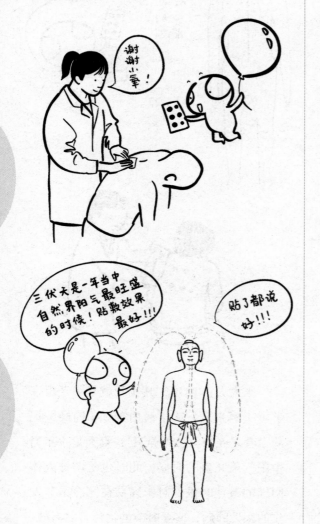

小氧："是啊！现代研究发现，穴位敷药可以调节植物神经功能、激发和调节免疫功能，从而增强抗病能力。说白了，这穴位外敷，就是通过合适的药物在合适的时间敷在人体合适的位置，给身体一个信号，告诉人体的免疫系统，就算你们现在被打趴，也要振作，自助者自强！于是，人体的免疫系统开始活跃，自然抵御疾病的能力也会增强。"

张大夫："确实啊！要是我生活在现代，保准儿也是科技达人一个！知道这方法造福百姓无数，我这把老骨头也就安慰喽！来看一眼，我就放心回去了！"

附：广安门医院消喘膏相关事项

消喘膏的适应证：

支气管哮喘、慢性支气管炎、肺气肿、慢性阻塞性肺疾病、过敏性鼻炎等中医辨证属阳虚为主，或寒热错杂以寒为主的患者。

症见：咳、喘反复发作，鼻涕、痰液清稀而白，背部怕寒，冬季及受寒后症状明显加重，舌质淡红，苔薄白或薄黄。

消喘膏的禁忌证：

支气管扩张、活动性肺结核咳血患者禁用；孕妇禁用；糖尿病患者血糖控制不佳者、瘢痕体质者、皮肤过敏者慎用。

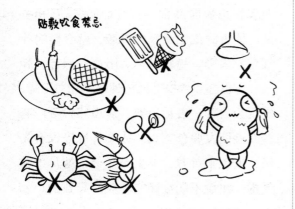

贴敷饮食禁忌

消喘膏的治疗时间：

每年夏季，农历三伏天期间使用。成人每次用药物在穴位持续敷贴不超过 6 小时（儿童、青少年及体质敏感者应酌情减少时间并向医生咨询）。每两次间隔 7～10 天，一般三次为一个疗程。每年贴 1～2 个疗程，连续 3 年。

消喘膏的用药反应：

药物贴敷于穴位后，多数患者会出现麻木、温、热、痒、针刺、疼痛等感觉，也有部分患者无明显感觉，这些均属于药物吸收的正常反应，患者多能忍受。如果上述感觉特别剧烈，达到难以忍受的程度，请患者及时取下药物，用清水冲洗局部。本药外用，绝大多数患者反应轻微，但有 1% 左右的起疱率，个别患者敷药处皮肤会遗留色素沉着。

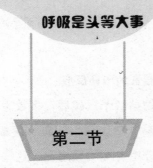

第二节

肺与皮肤亲兄弟

为什么消喘膏会有如此好的效果？这是一个比较复杂的问题。

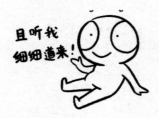

很早以前中医就建立了"藏象理论"，详尽地解释了肺与皮毛的关系。

我们知道，人类并不生活在一个"清洁"的环境中，每一寸空气都漂浮着各种各样的微生物和尘埃，如何友好地与外界相处是人类漫长进化岁月的主打歌。最终，造物神奇，我们拥有了一套复杂、精密、抗打的免疫系统做后盾，畅游天地。在这个系统中，没有任何其他脏器像肺和皮肤一样面临时时刻刻与外界相通的挑战，当然在防御外邪的过程中，他们也建立了你中有我、我中有你的革命情谊，共同发挥一种中医叫作"卫外"的功能。

人们很早就发现肺与皮毛是好兄弟，两者在患病时经常"不约而同"，互相牵扯。体表的皮毛受寒邪侵袭，就会影响肺气宣发肃降，导致咳嗽、咯痰；同样，肺气亏虚也会导致皮毛抵抗外邪的能力下降，表现为自汗、害怕风寒、易患感冒等。有些女性朋友脸色苍白，或萎黄憔悴没有光泽，或色素沉着、早生皱纹等，就是由肺气虚、津血不能滋润充养肌肤导致的。如果人的肺气足，皮肤就滋润光滑、有弹性。这就是"肺合皮毛"的理论，是咱们智慧的老祖宗通过长期对人体生理、病理现象观察而得出的理论。

皮毛是指覆盖于体表的皮肤及附着于皮肤上的毫毛等组织。皮毛具有防御外邪、宣散肺气、排泄汗液、调节体温等功能，而这些功能皆与肺的功能有关。"肺主皮毛"的主要表现用中医的语言就是：其一，维护肌表，防御外邪。皮毛为一身之藩篱，是机体防御外邪的第一道屏障。肺主气、助心行血，通过其宣发作用，将气血津液布散于皮毛，濡养皮毛，使之发挥正常作用。正如《灵枢·决气》所说："上焦开发，宣五谷味，熏肤，充身，泽毛，若雾露之溉。"《灵枢·经脉别论》亦云："肺朝百脉，输精于皮毛。"肺将津气输布于皮毛，"肺气盛，则皮毛致密而润泽"（《四圣心源》），若肺气亏虚，不能输精于皮毛，津血不布，则皮毛失养，而致皮枯毛憔，卫外力弱，易于外感。即如《灵枢·经脉》所说："手太阴气绝，则皮毛焦。"反之，若外邪袭表，卫外不固，亦可内传于肺，影响肺的宣发功能则见恶寒无汗，咳嗽气喘等证。如《素问·咳论》所说："皮毛者肺之合也。皮毛先受邪气，邪气以从其合也……肺寒则内外合邪，因而客之，则为肺咳。"

所以咱们中医的看法就是肺和皮毛是好兄弟，皮肤生病了，可以通过宣散肺气的方法治疗，而同样的，肺生病了，当然也可以通过皮肤治疗，三伏贴就是优秀的代表，此处我们暂且按下不表。因为此时的你，一定很想知道这个"卫外"功能和常说的免疫力的关系。没错！可以理解为这就是一回事。

皮肤和呼吸道的黏膜是我们人体抵御外邪的第一道防线。当微生物入侵，会有各种各样的免疫细胞发挥自己的作用，最终将微生物杀死、消解掉，以维护我们的健康。而免疫作用是牵一发而动全身的系统效应，是一种需要不停锻炼、成长、成熟的能力，除了经历大大小小的感染，通过生病或与微生物不断接触这些被动手段来锻炼，还有什么方法能主动锻炼我们的免疫力呢？

这里为大家介绍一种新型的办法集治疗与养生为一体。

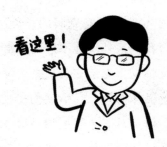

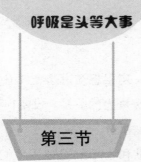

第三节

灸治、拔罐、药敷
三合一疗法

肺和皮肤的亲密关系提示我们他们有办法对话。通过针灸、穴位贴敷等各种方式刺激皮肤来促进肺部健康的治疗就属于中医外治法的范畴。但是这些办法终归各有各的好处，各有各的麻烦。比如说针刺，虽然完美地将穴位的作用发挥到极致，但是怕针可不是谁都能克服的；灸法温暖，天然适合我们卫外功能不好的人群，但是呼吸道又怕烟，无烟艾条只是好那么一点点，何况操作麻烦，还怕烫伤；拔罐、刮痧不错，但是对于老年人和小孩子，就不容易耐受；膏药外敷，比如我们著名的三伏贴，容易被接受，效果也卓著，但受限于季节性和适应证，也无法满足所有人的需求。很久以来，作为肺病科的医生，我们一直都致力于寻找一种能够集合这些经

典外治法优势，并且操作简单、受限因素少的办法来治疗疾病和主动锻炼免疫力。三伏贴的成功给了我们极大的信心去研究经皮给药技术。

聪明的头脑绝不只有我们拥有。经过国内外专家的多年研究，经皮给药治疗系统（TTS）已经非常成熟了，可以说是西医中医领域共同的成果。具体而言就是指在皮肤或黏膜表面给药，使药物以恒定速度（或接近恒定速度）通过皮肤各层或黏膜，进入体循环，产生全身或局部治疗作用，包含药物通过皮肤进入人体以及不伤皮肤两个要点。

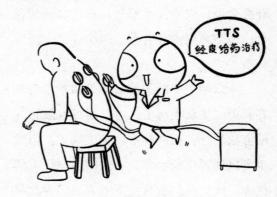

传统的西医经皮给药技术包括贴剂、膏剂、喷剂、电离子导入、超声导入、电致孔技术等，传统的中医经皮给药技术包括膏剂、贴剂、喷剂、熏蒸、药浴等。但

是皮肤 98.7% 是致密砖墙结构的角质层，一般情况药物很难突破通过，而且缺乏有效给药动力，药物无法突破皮下毛细血管网进入血液循环，难以实现局部靶向用药，再加上给药区域非完全密封状态，挥发性的药物成分容易四散逃逸，大幅降低药物多组分间协同作用，因此很大地限制了通过皮肤治疗肺病的效果以及其技术的推广。

TTS 技术就是通过在皮肤表面形成正压密封高温给药环境，从而在皮肤角质层建立药物通道，药物分子在正负压力形成的给药动力下，突破毛细血管"漏槽效应"，在待施治部位或靶向组织形成有效药物浓度，完美地解决了传统方法面临的问题。

其实很简单，这种 TTS 方法就相当于将灸法、拔罐、穴位贴敷三合一。既有中药的透皮吸收，也有穴位的作用，又有温度的刺激，还能够形成类似拔罐的压力，是对传统中医外治法的开创性融合。

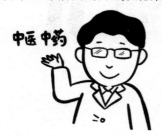

说起来好，有没有用，是骡子是马必须拉出来遛遛。

咱们肺病里有一种很少见的病，叫肺泡蛋白沉积症，简单理解就是肺泡里面分泌的润滑液不能被清除，慢慢就导致肺泡内充满了不能被清除的蛋白质，影响了肺泡吸收氧气的作用，病人最主要的表现就是因为缺氧喘不上气，就像时刻有人掐着脖子，严重的病人全部的力量都用于呼吸但仍旧杯水车薪。而且最糟糕的是，这个病非常不好治，西医只能通过痛苦的洗肺泡、吸入一些很贵但是不经常有效的药物来治疗，但目前没有办法能够治愈，只能继续寻找有效的办法帮助这些病人。我们大胆尝试了这种 TTS 技术，结果出人意料，协和医院转诊给我们的患者绝大部分用这种技术疗效神奇，是的，我用了"神奇"这两个字！

这种几乎让我们束手无策的疾病居然通过这个办法成功叫醒了肺进行自救！我们快马加鞭，积极探索，发现这种疗法主要针对的临床症状为咳嗽、咯痰、喘憋，除了肺泡蛋白沉积症，还可以治疗的疾病包括慢性咳嗽、哮喘、过敏性鼻炎、慢阻肺、肺癌、肺部结节等，临床中没有发现

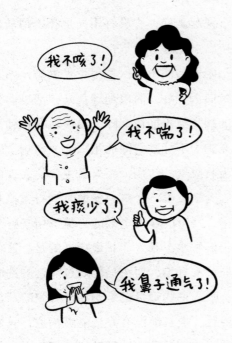

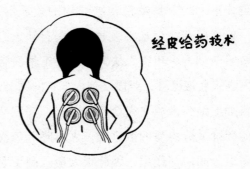

经皮给药技术

至于正在看这本小书的你或你的家人能不能用这种办法治病防身，还是需要去问问大夫。目前很多医院都在积极探索这种新办法到底能治疗多少疾病，什么样的策略是最好的。希望这种办法能够帮助尽量多的人。

明显不良事件和副作用，使用安全可靠，效果奇佳。

你肯定很想知道这种疗法如何操作。其实非常简单，大概就是针对不同的病选不同的穴位和药物，一台不大的仪器，通过线连接一些像吸盘的东西吸在背部的穴位上。

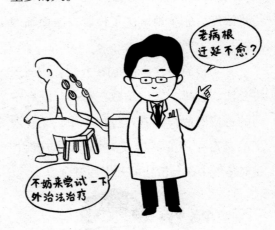

第十章　新型呼吸道传染性疾病就在我们身边

2003 年的 SARS 惊世一现后再无踪迹，17 年后的 2020 年，我们正在与新型冠状病毒胶着对峙。我们坚信，胜利一定属于我们！因为迄今为止，对于中国人民来说，尚未有一场全民参与的战争失败过。只是，所有人都明白，这一"战役"，全国人民都付出了沉重的代价，很多生命离去，很多家庭破碎，人民的正常生活、工作、学习秩序被打乱。我们在摆脱悲伤，重新振作起来的同时，更应该重新学习了解一些关于呼吸道传染性疾病的知识，这对于守护自己和家人的健康安宁非常重要！

第一节　管控下的传染性疾病家族

很久以来，疾病被分为两大类，一类是非传染性疾病，另一类是传染性疾病。自从抗生素发明以来，非传染性疾病逐渐成为目前我们社会的主要疾病谱，包括高血压、糖尿病、冠心病、肿瘤、慢阻肺等慢性疾病。但是，我们每一个人都要知道，传染性疾病从未走远。

我国有专门的《中华人民共和国传染病防治法》，2020 年 1 月 20 日中华人民共和国卫生健康委员会已将新型冠状病毒感染的肺炎纳入乙类传染病，并采取甲类传染病的预防控制措施。迄今为止，法定的传染性疾病应该有 40 种了。

什么是传染病的甲、乙、丙分类

甲类、乙类和丙类是什么意思呢？这是划分方式，根据传染病的传播方式、速度及其对人类的危害程度，人为地将其分为甲、乙、丙三类。

甲类传染病（2种）：鼠疫、霍乱

我们还记得 2019 年 11 月 12 日有两名内蒙古的鼠疫患者被确诊，随即相关机构采取了规范的处理措施，北京相关机构迅速进行隔离救治，最终避免了鼠疫的大流行。这种由鼠疫杆菌引起的烈性传染病，发病急、病程短、传染性强、传播迅速，令人闻风丧胆，排名 No.1，如未及时救治，病死率可达 50%～80%。好在我们有链霉素。

鼠疫对于鼠类，就像普通感冒之于人类。作为一种自然疫源性疾病，鼠疫永远不会消失，人类如果幸免于难，那么鼠疫也会在各种啮齿类动物和其他哺乳动物之间传播。而在我国 11 个比较大的鼠疫自然疫源地的广大牧区，不可能所有牧民、相关的防疫人员、旅行者都能完美避开旱獭（也就是土拨鼠）、老鼠这些啮齿类动物以及鼠蚤等中间宿主，甚至有人专门去和土拨鼠亲亲、抱抱、举高高，或者以各种形式吃掉它们，这为城市中的人们带来了巨大的隐患。久居城市的人们啊，有时候总忘记自然的可怕之处。

那么问题来了，口罩可以预防鼠疫吗？

其实鼠疫有多种分型，有轻型鼠疫、腺鼠疫（中世纪黑死病肆虐的欧洲留下了大量绘画作品描绘颈部、腹股沟处淋巴结肿大的鼠疫患者）、肺鼠疫（我们刚刚提到的两名内蒙古患者就是肺鼠疫）、脓毒血症型鼠疫和其他类型。经呼吸道传播的肺鼠疫是可以通过口罩预防的。但是经皮肤接触传播以及经鼠蚤叮咬传播的途径就无法预防了。预防接种可以获得一定的免疫力，感染后也可获得持久的免疫力。鉴于自然疫区广大，也不可能提前预知所有的疫情前兆，所以预防此病，对于自然疫区的人们预防接种很重要，旅行者尽量减少疫区活动，不要接触啮齿类动物，万一发现自己暴露于危险，立刻到当地疾病防控部门寻求帮助。

《霍乱时期的爱情》这部诺贝尔文学奖获得者加西亚·马尔克斯的著作，读者数量不知是否庞大，但是没有听说过的人估计不多。霍乱是一种急性腹泻性传染病，因为霍乱弧菌污染了水源或食物，导致疾病播散。对于这种疾病，虽然我国发病情况少见，但是印度的恒河水大家还是敬而远之吧。霍乱时期的爱情，也是没有静脉输液技术时期的爱情，现在我们有成熟的输液技术，剧烈腹泻造成的恶劣后果我们大约可以逆转，但是还是希望这种疾病离我们越远越好。

从 2019 年末掐灭鼠疫小火苗的事件中，我们发现医院外部完善的防疫系统极度重要。我们国家有很多工作人员为保护人民不受传染病侵袭付出巨大的努力。而对于我们国家以外的地区，必然也有庞大的人群为维护人类健康付出极大的代价和努力。而每家医院都有一个叫院感科的科室，他的最大任务就是上传下达传染性疾病防控的消息，保证医院内部尽量不发生院内感染，因为一旦医院成为巨大的感染源，将会极大地伤害患者健康。

乙类传染病（27 种）

新型冠状病毒感染的肺炎、SARS、艾滋病、病毒性肝炎、脊髓灰质炎、人感染高致病性禽流感、麻疹、流行性出血热、狂犬病、流行性乙型脑炎、登革热、炭疽、细菌和阿米巴痢疾、肺结核、伤寒和副伤寒、流行性脑脊髓膜炎、百日咳、白喉、新生儿破伤风、猩红热、布鲁氏菌病、淋病、梅毒、钩端螺旋体病、血吸虫病、疟疾。其中，乙类传染病中的新型冠状病毒感染的肺炎、传染性非典型肺炎、肺炭疽采取甲类传染病的预防和控制措施。

丙类传染病（11 种）

流行性感冒、流行性腮腺炎、风疹、急性出血性结膜炎、麻风病、流行性和地方性斑疹伤寒、黑热病、包虫病、丝虫病以及除霍乱、细菌性和阿米巴性痢疾、伤寒和副伤寒以外的感染性腹泻病。

我们发现，其中很多疾病大家已经非常陌生了。因为随着社会的发展进步，在婴幼儿时期，很多疾病就通过注射疫苗阻断了大流行的可能性。正如最近人气暴涨的张文宏医生（上海医科大学附属华山医院传染科主任医师）在 2020 年 1 月 18 日的演讲中讲道，人类寿命大幅度提升的关键之处有二，一是清洁用水，二是疫苗，别的什么也不是。清洁用水，使得许多消化道传染病被控制住。疫苗，尤其是强制注射的一类疫苗（也就是政府免费向公民提供，公民应当依照政府规定受种的疫苗），包括卡介苗、脊灰疫苗、乙肝疫苗、百白破疫苗、白破疫苗、麻风疫苗、麻腮风疫苗、A 群流脑疫苗、A 群 C 群流脑疫苗、乙脑疫苗、甲肝疫苗共 11 种。这些类疫苗阻断了结核病、乙型病毒性肝炎、脊髓灰质炎、百日咳、白喉、破伤风、麻疹、风疹、流行性腮腺炎、流行性脑脊髓膜炎、流行性乙型脑炎、甲型病毒性肝炎共 12 种传染病的大流行，保护了易感人群。

而其他需要自费花钱接种的疫苗都属于第二类疫苗。并不是二类疫苗不重要，而是受限于社会经济因素，无法免费提供，比如 B 型流感嗜血杆菌疫苗、水痘疫苗、肺炎球菌多糖疫苗、流行性感冒疫苗、狂犬病疫苗等。

既然这些传染病似乎距离我们比较远，那么更多引发重视的是流感、肺炎这两种常见的呼吸道疾病。一般来讲，建议老年人和儿童联合接种 23 价肺炎球菌多糖疫苗和流感疫苗，主要预防肺炎球菌引起的肺炎和流行性感冒。

鉴于医疗技术的进步，很多人觉得肺炎不是一个大问题，而实际上，肺炎球菌感染仍旧是世界范围内引起死亡的重要原因之一，且是肺炎、脑膜炎、中耳炎的主要病因。根据美国的相关资料显示，估计每年有 40 万 ~50 万人患肺炎球菌性肺炎，病死率为 5%~10%；尽管使用有效的抗生素治疗，肺炎球菌感染仍可引起很高的发病率和病死率。而流感疫苗，其实适用于任何可能感染流感病毒的健康人，每年在流行季节前接种一次，免疫力可持续一年。接种流感疫苗是预防和控制流感的主要措施之一。我们引用一组数据："在不同年龄组中，儿童最易感染流感，其中，学龄前儿童发病率超过 40%，在校学生可达 30%。"为防止流感造成的肺炎、支气管炎、中耳炎、心包炎、脑炎、肾病综合征等并发症，建议 6 个月以上儿童和小学生、老人、免疫力低下及肥胖人群应在冬季来临前及时接种流感疫苗。肥胖的人一旦得肺炎，死亡率要比普通人高。流感疫苗不能预防所有的感冒，只是可以预防流行性感冒病毒，有效率达 50%~60%，就算无法完全预防，也可以使得症状趋于平缓。需要注意的是，即使注射了流感疫苗也要在半个月之后才能产生抗体。

其实传染性疾病远远不止 40 种，这只是纳入我们国家管控范围的传染病种类。传染病阻断的三个环节分别是传染源、传播途径和易感人群。既然传染源不可能根除，那么保护我们自己的终极途径之一，就是保护易感人群，疫苗是其中重要的措施。另外，戴口罩、勤洗手、勤通风是阻断传播途径的重要措施。因为抗生素和疫苗的广泛使用，细菌性呼吸道传染性疾病，比如白喉、破伤风、百日咳、肺鼠疫等均有针对性的治疗药物，对我们的威胁相对可控。但是病毒性呼吸道传染性疾病，就麻烦得多。所以接下来，我们要专注于了解病毒是如何成为可怕杀手的。

第二节　细菌沉默下来，嘶吼的病毒却给我们以颜色

是什么时候，病毒成为环伺我们的威胁？

其实，一直都是！

只是，我们常常会忘记。

直到，我们被提醒。

2003 年，SARS 袭来，没有征兆，没有预告，席卷全球，持续大半年，造成 8422 人患病，916 人死亡。那时候的我 31 岁，是刚刚开始思考人类命运和医疗本身这些宏大命题的年纪，正在协和医院如饥似渴地进修学习新知识，2003 年 3 月的一天接到了医务处领导的电话，奔赴广安门医院一线，卷入了这场令整个中国记忆犹新的"战役"。

17 年后，2020 年的春节，大家在战"疫"中度过。这一次，是新型冠状病毒。大年初一，我送走了支援武汉的医疗队，一面配合医院安排，布置防控措施，加强演练，一面思考、寻找中医的治疗办法。并撰写了文章《半副药退冠状病毒之热》及其后续。

为什么我们如此害怕？为什么我们严阵以待？为什么全球共济？

因为病毒性肺炎，可以致命。

列举几个数字：2003 年的 SARS 病死率是 10% 左右，2012 年出现的 MERS（中东呼吸综合征）病死率在 30% 左右，如今新型冠状病毒肺炎的病死率尚未可知，预计会比 SARS 低很多。这些被奋力狙击的呼吸道传染性疾病，是近些年才出现的新的病原体导致的。而更常见的病原体是流感病毒，流感肺炎的死亡率是 9%！大家发现，虽然病死率相近，人们

却普遍对 SARS 感到恐惧，而对于流感肺炎则不那么敏感。这是因为，一种全然陌生的病毒，意味着所有人都没有抵抗力。社会发展带来了疾病防控能力的提高，这是惨痛教训带来的进步。要知道，仅仅在 100 多年前，全球只有 17 亿左右人口时，有 5000 万到 1 亿人口死于 1918 年的西班牙流感（也就是甲型 HINI 流感），就是因为当时人类对此全然没有免疫力，而那时的人们对如何防控管理也一无所知。

大家可能还记得，2018 年刷屏的一篇文章《流感下的北京中年》，作者用"流水账"的形式残酷再现了亲人从生病、病重直至去世的全过程。这提醒大家温习一个早已存在的事实：不以为然的流感可能需要抢救，可能花费巨大，甚至可能致命！

据统计，全球每年有 291 000～646 000 人因流感病毒相关的呼吸系统疾病而死亡。实际上，大家往往被流感的名字所迷惑，流感和感冒其实差别非常大，按照张文宏医生的比喻，如果说流感是老虎，那么普通感冒别说猫了，连兔子都算不上，可能就是个小爬虫、苍蝇，根本不是猫科动物的一员。那为什么名字如此相近呢？这是 100 多年前"Flu"这个词传入中国时翻译所造成的误解。中国疾控中心数据显示，中国每年有大约 800 多万人得流感，有 10% 以上是重型流感，这其中约有 30% 的人会因流感肺炎进入 ICU（重症加强护理病房），最终流感肺炎死亡率是 9%。如果一种疾病死亡率不低，但是不传染，估计也不会令人恐慌。但如果同时具备人传染人的能力，就会造成极大的问题，人们的生命健康就会受到威胁。

我们再说回病毒性肺炎。

病毒性肺炎的意思就是病毒感染所导致的肺炎，与细菌性肺炎、真菌性肺炎一样，是以感染致病微生物的种类来命名的肺炎。相比于其他类型的肺炎，病毒性肺炎的棘手之处在于，第一没有特效药，第二人体的自我防御能力降低了。

病毒不像细菌和真菌，具有完备的细胞结构。只要有结构，就有靶点，就能开发药物，对一类细菌或真菌产生杀灭作用。而病毒比细菌小得多得多，病毒是纳米级的颗粒，小到十几纳米，大到几百纳米，需要借助电子显微镜才能观察到它。而细菌是微米级的颗粒，在普通显微镜下就能观察到。病毒只有一个蛋白质衣壳，里面包裹着遗传物质，是介于生物与非生物的一种原始的生命体，必须侵入宿主细胞才能够获得物质和能量。所以消灭病毒，势必影响到人体自身的细胞。而且病毒变异很快，就算研制出了一种药物，可能对变异的病毒也不再有效。另外，病毒种类太多了，很难找出共性，所以广谱抗病毒药物也非常有限。即使有了药物，也只能抑制病毒，应用晚了效果也非常差。

那得了轻型流感，人是怎么好的呢？

免疫力。这个答案大家都知道。

那免疫力是如何发挥作用的呢？应对细菌性肺炎，人体天然会有两个基础防御方式：第一个是咳嗽、咳痰；第二个是白细胞，尤其是其中的中性粒细胞增高。咳嗽、咳痰是为了排出痰液、坏死物质，甚至病原微生物。这个痰液里面，就有许多吞噬了细菌而同归于尽的中性粒细胞。但是，病毒性肺炎，尤其是大家熟悉的新型冠状病毒肺炎，主要症状是发热，乏力，干咳。化验检查显示白细胞总数正常或减少，淋巴细胞计数减少。干咳，意味着虽然人体启动了咳嗽反射这种自我保护反应，想要把病毒排出体外，但是相比细菌段位更高的病毒却藏匿在了细胞里，人总不能把自己的肺泡细胞都给咳出去啊！气道内分泌物少，虽然可以经过咳嗽将一部分释放出来的病毒随着飞沫排出体外，但是这也恰恰满足了病毒为了繁衍自己，加快传播的本性，并不能有效地去除病原体。所以肺泡细胞不断受到攻击，但是人体却很难把它们有效排出去。淋巴细胞减少，免疫系统中对抗病毒的防御能力也下降了，病毒就不断地复制并且侵犯细胞，并因此发生了肺损伤。严重的病例，在两三天之内，病人的大部分肺泡细胞就会被攻陷，X 线下或者 CT 下，显示为"白肺"。

那如果发生了重型病毒性肺炎怎么办呢？

本质来讲，就是各种各样的支持治疗，帮助病人挺到病毒"自限"的到来，即等待机体免疫力的恢复。如抗病毒药、雾化吸入干扰素、激素等，严重病例，还要针对各种并发症进行治疗，比如病人呼吸衰竭，我们就用呼吸机，把高浓度的氧气打到肺里面；如果病人肾功能衰竭了，可以做床旁血滤，代替肾脏功能；如果病人凝血功能崩溃，可以补充新鲜血浆和凝血物质。这个过程非常像救火，只不过火灭了之后人们会修复建筑，而人体，只能自己修复自己。

但这样就能解决所有问题，挽救所有生命了吗？当然不。所有这些治疗都是为了和病毒复制赛跑，如果免疫系统跑赢了，那就胜利了，命就保住了。也就是说这些医疗方法都只是拐棍，人体自身的免疫力才是最终的王牌。如果免疫力最终没有跑赢，就意味着生命的消逝，意味着家庭的残缺。

SARS 刚刚走远，MERS 还在拐角处，新型冠状病毒就在眼前，下一次新的病毒还会有吗？答案是：肯定有，只是不知道什么时间。引用一句经典的论述：我们只听到时钟的嘀嗒嘀嗒声，但是从来不知道现在是几点钟。

面对这些事实，我相信，所有的人都想知道我该怎么办？针对新型冠状病毒、流感这些呼吸道传染性疾病，接下来我们就聊聊万能的应对办法。

第三节　既然岁月从来不是静好，那就给我们以铠甲

针对所有的传染性疾病，阻断的三个环节分别是传染源、传播途径和易感人群。对于呼吸道传染性疾病，不管病原体是病毒、细菌、支原体还是衣原体，传染源不用讲了，有些时候是动物，更多时候是患病的人；传播途径不用说，是通过飞沫甚至气溶胶，部分情况下，也可以通过接触被患者排出的病原体污染的物品而感染，比如新型冠状病毒明确可以通过接触传播；对于一种没有广泛免疫的传染病，大多数人是易感人群。所以保护我们自己就从这三方面入手。

为什么要隔离

针对传染源，最好的办法是隔离！

严重的病例收治入院，在医院隔离病房进行救治。2003 年的小汤山医院，现如今的火神山、雷神山医院、方舱医院，就是国家针对疫情组建的临时性传染病医院。

轻症的患者或者潜伏期的患者，为保护家人和他人起见，就要自我隔离。**大多数人症状轻微，但具有传播性，是新型冠状病毒与 2003 年 SARS 最大的区别，也是疫情防控的难点。**一般来讲，SARS 感染后出现发烧、肺炎等症状后才具有较强的传染性，而这次新型

冠状病毒大多数 3～7 天的潜伏期，甚至更长，发病不是急性，不一定出现高热，呼吸道症状不明显，有的患者就是有点乏力、头痛，伴有消化道症状。这些病人隐藏在人群中不易发现，也不会去就医，连大夫也不易辨别。如果他们在社会上不断活动，就会造成疾病扩散。

所以，轻症、隐性感染者是此次疫情防控的重点。只能通过不断宣传教育，让大家意识到其危险性，保护自己、保护家人，也是对社会负责。对于轻症患者，目前最好的办法，就是自行严格在家隔离。

对于健康人群，在家隔离的意思就是尽量不出门，不聚会，不去人群密集的地方。可就算是原始人，也得出门啊！如果出门就有可能接触到传染源，那就要在传播途径上下功夫了。

如何在家隔离？

如果自己或家人不甚得了呼吸道传染性疾病，如果因为各种各样的原因无法到医院治疗，那么就需要学习一些家中隔离的方法，以减少家庭其他成员患病的风险，更好地照顾生病的成员。

环境要求：

1. 通风良好的单间居住（优选策略）；

2. 与病人保持 1 米以外床间距（替代策略）；

3. 用 500mg/L 含氯消毒液每天频繁清洁、消毒家中物品（广范围）。

具体要求：

1. 限制亲朋好友探视；

2. 安排无基础疾病的家庭成员看护；

3. 限制病人活动区域；

4. 共享区域如卫生间、厨房等开窗通风；

5. 患者生活用品如床单、毛巾、牙刷等单人单用，需与家庭成员分开放置，避免与患者共用；

6. 咳嗽、打喷嚏时，需要佩戴医用口罩，或者用纸巾及弯曲的手肘掩护，咳嗽和打喷嚏后立即进行双手清洁。

护理人员防护要求：

1. 与病人共处一室需佩戴 N95 口罩（优选策略）或一次性外科口罩（替代策略），严格按照使用说明书进行口罩使用。

2. 与病人接触后、离开病人房间、吃饭前后、如厕后、进出家门前后需进行手消毒（肉眼可见污渍，先以流动水洗手再进行手消毒）。

3. 流动水洗手后，需用干手巾擦干（优选策略）或毛巾擦干，毛巾应每日清洗消毒晒干备用（替代策略）。

4. 避免直接接触人体分泌物，特别是口腔或呼吸道分泌物，以及避免直接接触粪便。

5. 佩戴一次性手套（双层）为病人进行口部及呼吸道清洁，处理粪便、尿液，清洁患者房间卫生等。戴手套前，脱手套后，需进行洗手。

6. 用普通洗衣皂和清水洗涤病人衣物、床单、浴巾、毛巾等，或者用洗衣机以 60～90℃清水和普通家用洗衣液清洗，然后完全干燥上述物品。将污染的床品放入洗衣袋，不要甩动污染衣物，避免直接接触。

7. 病人产生的垃圾丢入密闭垃圾袋，频繁更换，并专业处理。

在这个过程中，最好能有一个医务人员全程提供居家观察的咨询和监控，直到患者康复。每天进行患者的电话访视，确保患者病情没有恶化。另外，在室内使用含酒精的消毒剂一定要远离火源。

如果出门怎么办？

既然新冠病毒是通过飞沫，甚至可能通过气溶胶传播，那么减少暴露就要坚持下面三个原则。

第一：正确佩戴口罩。普通人可获得的正确口罩只有医用外科口罩和 N95 口罩两种。

普通纱布口罩、清洁口罩难当重任，其次，正确的佩戴方式也很重要，外科口罩及 N95 口罩均在口罩的一端附有金属丝，这是称为"鼻夹"的结构，是为了配合每个人高低不同的鼻部，可充分塑形贴合。充分贴合的口罩拥有良好的气密性，可以避免病原体乘虚而入。

现在病从口鼻而入的防线就暂时安全了。但是千万不要忘记手的卫生。不小心用摸过公共区域物品的手，揉搓眼鼻，防线就会一溃千里。

第二：正确洗手。医院里预防院内感染的重要措施就是手卫生。如果你学会了医生护士的洗手方法，那么安全系数一定更高。具体操作参考如下视频学习。

第三：正确打喷嚏。文明社会，需要你我他共行。咳嗽礼仪是重要一环，这避免我们不幸成为感染源时把病毒传播给他人。我们在第五章肺结核部分已做过阐述。

如何正确到医院就诊？

如果出现发热超过 39℃、咳嗽剧烈甚至呼吸困难或意识出现了问题等情况，就可能需要就医了。为了保护自己和家人，更好地就诊，我们要做到：

1. 就医时，病人及陪同者应佩戴口罩，注意手卫生，以避免出现交叉感染。出于对他人的保护，尽量不要乘坐公共交通工具前往医院。

2. 就医时，选择前往设有发热门诊的医院就诊。发热门诊是专门设立用于接诊感染性疾病的部门，在就医流程、区域设置、人员安排方面均有特定的优化，就医的效率和体验一般会优于拥挤纷乱的急诊室。

如何拥有良好的免疫力?

健康人,不是不生病的人,是即使生了病,也有能力恢复的人。完好的免疫力就是人恢复健康的底层逻辑之一。前面我们讲了各种自我防护办法,接下来我们讲讲如何改善免疫力。

良好的睡眠

良好的睡眠可以增加我们对抗感染的能力。很多有夜班经历的人都知道,熬夜之后很容易感冒。这是因为熬夜会影响人体生物钟,影响免疫系统的反应能力和防御能力,会明显降低免疫力。有研究表明,连续睡眠不足持续一周会对 700 多个对健康至关重要的基因产生影响,继而对健康产生长期的影响。而生病之后,我们会更喜欢睡觉,这其实是一种人体的自我修复需求。所以,良好的睡眠对于对抗疾病至关重要。

保持平和心境

很多人有体会,在紧张、不安、焦虑,或者情绪剧烈变化的时候,身体会不舒服,比如出现头痛、失眠、胃痛、腹泻等症状,还可能出现各种无法描述的不适。心理变化会通过植物神经系统和内分泌系统降低人体免疫力,使人们更容易受到感染。所以每日生活即是修心,面临巨大的压力、变故,希望每一个人都能炼化平和之气保护自己,宽慰家人。

坚持科学运动

科学运动我们之前已经有专门篇章进行介绍,此处不再赘述。

另外,没有任何一种药物或食物可以快速提升免疫力。功夫在平时,适时运用中医的各种办法,改善阴阳之偏颇,中正平和,免疫力自然会得到改善。

第四节　病毒是如何从动物身上跑到人身上的

在历史长河中,人类与病毒的博弈与厮杀从未停止过,一方总在试图打败另一方。

新型冠状病毒的真面目被迅速破解，人们获得了完整基因组序列信息。这已经是 21 世纪以来，冠状病毒家族成员第三次肆虐人类世界了。2003 年和 2012 年，SARS 病毒（严重急性呼吸综合征病毒）和 MERS 病毒（中东呼吸综合征病毒）曾经先后突然降临人类世界，如今，冠状病毒家族又有了新的一员。冠状病毒之名来由，主要是因为长相比较奇特，在病毒的外表存在很多小小的突起（棘突），有些像古代国王的皇冠，因而得名。

除了冠状病毒家族在人类世界的降临，过去 50 年，大量传染病在完成从动物到人的跨越后迅速传播，例如 20 世纪 80 年代起源于类人猿的艾滋病病毒，2004 ～ 2007 年的禽流感，以及 2009 年的猪流感。研究人员做过统计，有超过 70% 的新发传染病来源于动物。除了上述提到的病毒，还有来源于蝙蝠的埃博拉病毒，与其相似来源于一种猴子的马尔堡病毒，来源于猪的尼帕病毒等。

那么病毒好好地在动物界"生活"，是如何突破物种界限，又如何感染人类呢？

连续出现和肆虐的动物源性新型传染病，是对人类社会的高度警示。这让我们不得不思考一个古老的话题：人类与自然的关系。

社会与文明在不断发展进步。现在的人类不记得远古的人类如何灭绝了猛犸象和剑齿虎，但是现在的人类非常清楚原始的病毒生命仍然可能对人类世界造成毁灭性的打击。这也许是我们入侵动植物的天然栖息地带来的不可避免的副作用。人口庞大，动物蛋白需求增长，家禽家畜的圈养可以满足我们的生活需求，而与此同时，那些天然寄居于动物体内的微生物就获得了越来越多的入侵人类社会的机会。随着现代交通的发达与全球人口的流动，一旦出现传染病，就有可能出现席卷全球的可怕景象。

SARS 暴发时，科学家发现果子狸身上有与 SARS 患者体内相同的病株，于是广东野生动物市场上的果子狸被捕杀。但是从科学角度来讲，这远远不够。只有追溯到了源头，才有可能更有力地防控传染病。面对严峻的形势，病毒研究人员全力寻找自然宿主。在自然界有一类动物，长期携带一种病毒，但它本身并不发病，可以和病毒和平相处。我们把这种宿主称为病毒的自然宿主。它们就像病毒在自然界中的一个蓄水池，病毒寄生在自然宿主里才能长期存在和进化。比如大家熟悉的禽流感病毒，是以野鸟作为它们的自然宿主，早些年在我国经常引起流行性出血热的汉坦病毒，则是以老鼠作为自然宿主。经过 13 年的追踪，中国的科学家最终确定了 SARS 病毒的起源是蝙蝠。

目前还没有确切的证据证明新型冠状病毒来源于蝙蝠，但是可能性很大。参照浙江大学生命科学研究院王立铭教授的文章我们发现，通过大量的研究和追溯，可以推测病毒从源头宿主到人类的过程：某种寄生于蝙蝠体内的冠状病毒因为某种原因进入了某种被人类大规模饲养的半野生哺乳动物体内；在那里，病毒通过广泛的互相传播和突变，获得了感染人类细胞并持续在人类个体之间传播的能力；导致了这场大规模的疾病暴发。需要强调的是，任何结论都需要严谨的科学证据，这只是一种可能的推测，其中还有很多问题等待科学家们的解答。

至此我们基本知道了病毒从自然宿主到中间宿主再到人类社会的路径。这提示我们，要从源头去预防新发传染病其实很简单，就是离病源远一点。我们要杜绝野生动物消费，减少对野生动物栖息地的侵扰，我们人类也要远离野生动物。

第五节　新冠肺炎的绿色疗法

感染新冠病毒后，不同的人会有不同的症状与不适。根据国家最新版的防治指南，初期以发热、乏力、干咳为主，有些患者还可能会出现鼻塞、流涕、咽痛或腹泻等症状。一部分患者还会转为重型，出现呼吸困难和 / 或低氧血症，甚至有一部分患者会急速恶化，需要进入 ICU 治疗。还有患者出现失眠，可能有入睡困难，睡眠时间短或睡眠清浅等。

针对咳嗽、气短、乏力和失眠症状，特别是轻症患者或者是重症患者的恢复期，在遵从专业医生的治疗方案进行治疗的同时，也不妨来学习下我们给您推荐的几个小妙招，说不定有大作用！

咳嗽

（1）刮痧：用刮痧板或者瓷勺进行刮痧。沿双侧肺经往复刮痧。具体操作就是从拇指外侧缘沿外侧赤白肉际经肘关节肱骨头到肱二头肌外侧，涂抹润滑油，用刮痧板进行缓慢往复刮痧，以皮肤泛红，略起砂为宜，一周可以做两到三次。每日刮一侧肺经。刮痧后饮用适量温水。有出血倾向、皮肤高度过敏者禁用此操作。

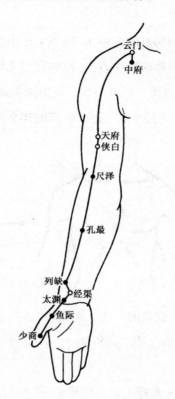

（2）穴位按摩：分别是天突（胸骨上窝正中）、双侧鱼际（第一掌骨中点桡侧，赤白肉际处），用拇指指腹前缘点压穴位，点按9秒，后保持点按力度不变，按顺时针方向揉9次，逆时针方向揉9次，再如此交替进行，共36次。每日一次。

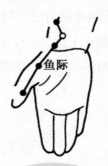

气短

（1）穴位按摩：取天突（胸骨上窝正中）、膻中（正中线平第四肋间隙）、内关（腕横纹上二寸，掌长肌腱与桡侧腕屈肌肌腱中点）、双侧风门（第二胸椎旁开一寸五分）、肺俞（第三胸椎旁开一寸五分）进行点按，隔日一次。用拇指指腹前缘点压穴位，点按9秒，后保持点按力度不变，按顺时针方向揉9次，逆时针方向揉9次，再顺时针，共36次。

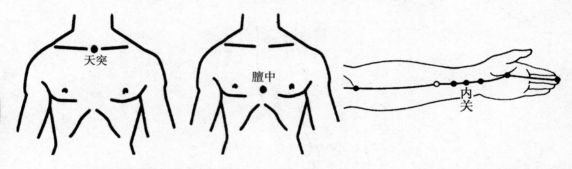

（2）艾灸：用艾条，使用回旋灸的方法，距皮肤1.5～3厘米，艾灸条在皮肤上从大杼（第一胸椎旁开一寸五分）至肾俞（第二腰椎旁开一寸五分）做顺时针或逆时针转动。操作时间约30分钟，隔日一次。

（3）刮痧：沿双侧膀胱经从大杼（第一胸椎旁开一寸五分）至肾俞（第二腰椎旁开一寸五分）涂刮痧油，进行缓慢往复刮痧，以皮肤泛红，略起砂为宜。每周可以做2～3次。

乏力

泡洗：足部有很多反应点，具有缓解疲劳的作用。取生姜3片（约一元硬币大小）加艾绒5克，盐5克，共煮10分钟，加水至踝关节以上，控制温度在40～43℃，保持此温度泡洗约30分钟，每日一次。以微微汗出为宜，不可大汗淋漓。如果有心脏病，泡洗时间需要减半，切不可时间过久。

失眠

（1）穴位按摩：取涌泉穴（足趾跖屈时呈凹陷处），按顺时针方向揉36次，后用掌根来回擦36次。每日睡前一次。

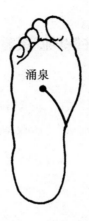

涌泉

（2）导引疗法：仰卧于床上，双臂与身体平行，掌心向上，闭目凝神，注意力移至足尖；绷直两足，双手握拳，做松握动作，动作自然而不用力，做3～5分钟后，双手停止运动，进行深呼吸，默数呼吸数10次。每日一次。

（3）中药泡洗：以酸枣仁、鸡血藤、首乌藤、桂枝、远志、香橼各5克，生姜3片，煮水20分钟取汁，加水至踝关节以上，控制温度在40～43℃，保持此温度泡洗约30分钟，每日一次。以微微汗出为宜，不可大汗淋漓。如果有心脏病，泡洗时间需要减半，切不可时间过久。

以上介绍的几种中医外治小方法，您学会了吗？当上述症状缓解，便可以结束治疗。这些方法是通用的，也可以选取自己喜欢的方法，以合适的频率坚持下去，当作日常保健之法。

第六节　新冠肺炎运动康复处方

住院期间康复计划

呼吸节律练习

适合人群　住院期间患者（机械通气者，如气管插管患者不适用）。

适宜运动强度　自觉"很轻松或轻松"（Borg 表为 8 ～ 11 分），可依据个人情况适当调整。

肢体运动练习（轻松版）

适合人群　住院期间患者，不能下地活动，但可在床上完成基本动作者。

肢体运动练习（升级版，难度较"轻松版"高）

适合人群　住院期间患者能下地活动，但因病房活动空间小，可选择在床上完成练习，难度较"轻松版"高。

以上住院康复具体操作请扫描下方二维码观看

院外／居家康复计划

根据个人的年龄、体质、病情程度，从以下"3级阶梯锻炼"（初级—中级—高级，强度和难度逐渐增加），选择适合自己的锻炼处方。

初级阶段练习计划

请扫描二维码观看初级阶段练习视频

中级阶段练习计划

请扫描二维码观看中级阶段练习视频

高级阶段练习计划

请扫描二维码观看高级阶段练习视频

第七节　疫情期间的心理调适

　　面对重大疫情，相信所有人或多或少会感到焦虑与恐惧，尤其是患者和患者家属，即使未患病的健康人，由于长期居家隔离防护，也难免有焦虑、压抑等情绪产生，那么面对这些负面情绪如何加以疏导和调整呢？首先我们先进行几个自我测评，看看是否已经产生了不良的心理问题。

常见心理问题及测评

焦虑（恐慌）测评

测试方法：过去两周中出现以下情况的频率有多少？

	没有 （0分）	有几天 （1分）	一半以上时间 （2分）	几乎天天 （3分）
感到不安、担心及烦躁				
不能停滞或无法控制担心				
对各种各样事情担忧过多				
很紧张，很难放松下来				
非常焦躁，无法静坐				
变得容易烦恼或易被激怒				
感到好像有什么可怕的事会发生				

【测评结果】

0～4　　没有焦虑症　　　　　　（注意自我疏解）

5～9　　可能有轻微焦虑症　　　（建议咨询心理医生或心理医学工作者）

10～18　可能有中度以上焦虑　　（建议咨询心理医生或心理医学工作者）

19～21　可能有重度焦虑症　　　（需要看心理医生或精神科医生）

心因性失眠

疫情期间，由于担心自己或亲人感染、疫情状况严重等可能会出现睡眠问题，常表现为入睡困难、易醒、睡眠质量下降和睡眠时间减少，记忆力、注意力下降等。

测试方法

（1）失眠表现为入睡困难，入睡时间超过 30 分钟；

（2）睡眠质量下降，睡眠维持障碍，整夜觉醒次数 ≥ 2 次、早醒；

（3）总睡眠时间减少，通常少于 6 小时。

同时出现此类情况应当及时进行心理调适，缓解不良症状。

抑郁

个体因疫情发生会表现出情绪低沉、忧心忡忡，对环境中的困难表现出深刻的无力感。

测试方法

条目	打分
我吃的和平时一样多	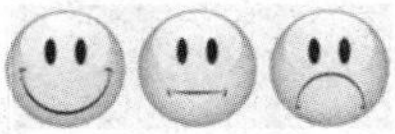 😊 😐 ☹️
我精力充沛，睡眠良好	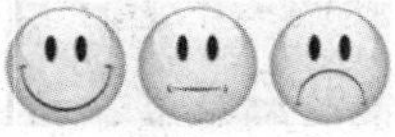 😊 😐 ☹️
我与亲朋好友一直保持交流	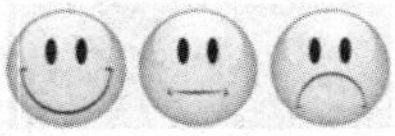 😊 😐 ☹️
我不担心自己被感染	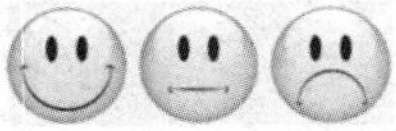 😊 😐 ☹️
我觉得生活十分有趣	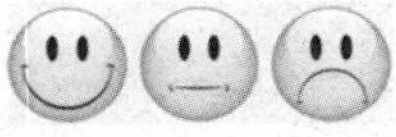 😊 😐 ☹️
我对这次疫情可以顺利度过充满希望	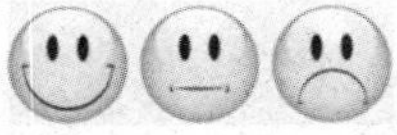 😊 😐 ☹️

【测评结果】

1. 收获 0 ～ 1 个哭脸：首先恭喜您！您的心理健康状态十分好，请继续保持您的乐观、积极、向上的心态，相信疫情会马上过去的，这一切都会慢慢地好起来！希望您多和周围的朋友家人交流，将您的好心情传递给周围的人！

2. 收获 2 ～ 3 个哭脸：您的现状是健康的，不必对自己的状况有任何担忧，您只需多和亲朋好友交流，建议您可以做一些轻微的运动。

3. 收获 4 ～ 5 个哭脸：您的现状可能是受到由于周围有确诊病例等问题的影响，心情也发生了一些波动，但这属于疫情中的正常表现，不过您需要一些心理调适方式，比如太极拳、八段锦等运动；或找一件事情去做，将自己的注意力集中在有趣的事情上；睡前可进行一些放松训练等来调整自己。

4. 收获 6 个哭脸：您的现状有些不容乐观，建议您可以寻求一些专业的心理疏导，平时可以多和家人或朋友表达自己的小情绪来释放负面情绪，此外一些运动也是您很好的选择。

如何进行自我心理调适

自我心理调适的方法可以在一定程度上降低个体心理应激，调节情绪，提高身心健康水平，增强生活满意度，帮助大家更好地在疫情中调节身心健康。

身心训练指导（正念太极）视频

正念训练指导音频

压力管理之腹式呼吸指导视频

压力管理之身体扫描视频